Dr Victor ████████

Etude sur la

Rachistovaïnisation

en Gynécologie

(Réflexions sur 150 cas personnels)

1943
Imp. Jeannin, Tréclin.
1910

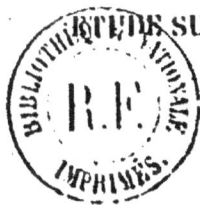

ÉTUDE SUR LA RACHISTOVAÏNISATION

EN GYNÉCOLOGIE

D' Victor DUCRET

Etude sur la

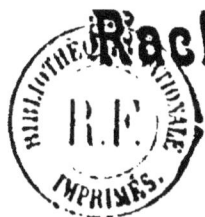

Rachistovaïnisation

en Gynécologie

(Réflexions sur 150 cas personnels)

Imp. Jeannin, Trévoux.
1910

A MON PÈRE ET A MA MÈRE

A MA SŒUR

A MON ONCLE ET A MA TANTE

En témoignage de ma profonde affection et de ma reconnaissance.

MEIS ET AMICIS

A Monsieur le Professeur Auguste POLLOSSON

Professeur de Clinique Gynécologique

> *Qui a bien voulu nous inspirer cette thèse et nous faire l'honneur d'en accepter la présidence.*

A la Mémoire du Professeur Auguste REVERDIN

Professeur de Polyclinique chirurgicale à la Faculté de Genève.

Au début de ce travail, nous adressons nos remerciements aux Maîtres qui nous ont particulièrement dirigé dans le cours de nos études.

Ce sont, pendant notre stage et notre externat dans les Hôpitaux de Lyon :

Monsieur le Docteur Mouisset, médecin des Hôpitaux ;

Monsieur le Professeur Poncet, professeur de Clinique chirurgicale ;

Monsieur le Docteur Rochet, professeur agrégé, chirurgien-major de l'Antiquaille ;

Monsieur le Professeur Auguste Pollosson, professeur de Clinique gynécologique ;

Monsieur le Docteur Tixier, professeur agrégé, chirurgien des Hôpitaux ;

Monsieur le Docteur Vignard, chirurgien des Hôpitaux ;

Monsieur le Docteur Voron, professeur agrégé, accoucheur des Hôpitaux.

Pendant notre internat dans les Hôpitaux de Saint-Etienne :

Monsieur le Docteur Cénas, médecin honoraire des Hôpitaux ;

Monsieur le Docteur Montagnon, médecin des Hôpitaux ;

Monsieur le Docteur Blanc, chirurgien des Hôpitaux ;

A la mémoire de mon Maître, le Docteur Roux, médecin des Hôpitaux de Saint-Étienne.

Tenant à nous perfectionner dans l'étude de la Gynécologie, nous avons, à la fin de notre Internat dans les Hôpitaux de Saint-Étienne, suivi le service de M. le Professeur A. Pollosson, dont nous avions déjà été l'externe. Nous prions notre Maître d'accepter nos remerciements et l'assurance de notre profonde gratitude pour la bonté qu'il nous a toujours manifestée.

C'est en suivant l'enseignement de notre Maître, que nous l'avons vu adopter l'anesthésie médullaire dans les opérations gynécologiques et que nous avons, sur ses conseils, entrepris cette étude.

Nous avons suivi et examiné toutes les malades soumises à ce mode d'anesthésie. Nous avons assisté aux tâtonnements du début et aux perfectionnements progressifs de la technique.

Nous avons profité des conversations quotidiennes de notre Maître avec ses assistants, et ce qu'il y a d'idées nouvelles dans ce travail est le fruit de ces entretiens.

Je remercie le Docteur Jamin, chef de Clinique à la Faculté, de l'intérêt et de l'amitié qu'il m'a toujours témoignés.

Je dois une mention de gratitude toute spéciale au Docteur Violet, chef de Clinique à la Charité, pour sa large collaboration à ce travail, ainsi que pour *les conseils et l'amitié qu'il ne nous a pas épargnés pendant notre séjour à la Clinique gynécologique.*

Mon ami, le Docteur Fisher, m'a prêté, dans ce travail, un concours des plus précieux, particulièrement dans les recherches bibliographiques allemandes et anglaises. Qu'il me soit permis de lui témoigner ici toute mon estime et de l'assurer de mon meilleur souvenir.

Enfin, je n'aurai garde d'oublier l'obligeance de MM. les Professeurs agrégés Villard et Patel, qui ont bien voulu faire partie de mon Jury de thèse.

Historique

C'est à Léonard Corning que revient sans conteste
le mérite d'avoir pratiqué le premier l'injection dans
le sac lombaire d'une substance analgésiante. Dès
1885, il commença à pratiquer des injections périra-
chidiennes, puis intra-arachnoïdiennes chez des animaux qui présentèrent de la paralysie du train postérieur.

Enfin, convaincu de l'innocuité de cette méthode,
il ponctionna les méninges chez l'homme et déposa
de la cocaïne mélangée à d'autres substances médicamenteuses sur la moelle lombaire.

Ces travaux passèrent inaperçus, et si plus tard on
put dire que Corning n'avait pas réellement ponc-
tionné le sac lombaire, c'est qu'il n'avait pas obtenu
l'écoulement du liquide céphalo-rachidien. Cependant la paralysie du train postérieur chez les animaux, et les symptômes décrits chez l'homme prou-
vent qu'il fit des injections médicamenteuses dans
l'étui dure-mérien.

En 1891, Quincqe découvrit la ponction lombaire, et l'écoulement du liquide céphalo-rachidien fut la preuve de la pénétration de l'aiguille dans les espaces sous-arachnoïdiens. C'est à partir de ce moment que date l'étude scientifique de l'analgésie médullaire.

Sicard essaya l'injection de diverses substances médicamenteuses chez les animaux (Essais d'injections par voie céphalo-rachidienne. Société de Biologie, 30 avril 1898). Avec 0,01 centig. de chlorhydrate de cocaïne injecté dans le canal médullaire d'un chien, il observa l'analgésie du train postérieur.

Jaboulay injecte dans le sac lombaire de l'homme de l'iodure de potassium, du chlorhydrate de quinine, des liquides salins et du sérum antitétanique (*Lyon Médical*, 15 mai 1898. Thèse de Gagnol, 1901).

Il était prouvé que l'injection de liquides salins était inoffensive, et celle de substances médicamenteuses parfois utile.

La première analgésie rachidienne pratiquée dans un but opératoire fut faite par Bier (de Kiel). Il put, chez six malades, intervenir sur les membres inférieurs sans la moindre douleur. Il essaya la cocaïnisation de la moelle sur son assistant Hildebrandt et sur lui-même. Ils présentèrent des accidents sérieux, décrits dans un premier mémoire (avril 1899).

A la même époque, Tuffier, ignorant les travaux de Bier, rechercha l'analgésie des membres inférieurs par l'injection intra-arachnoïdienne de cocaïne, chez deux malades atteints d'ostéo-sarcomes, avec douleurs qu'aucun médicament n'avait pu

calmer. Ces violentes douleurs disparurent pendant
la journée et la nuit qui suivirent l'injection, et
l'analgésie obtenue fut telle, qu'il put extirper chez
un de ses malades un sarcome de la cuisse sans que
l'opéré perçut la moindre sensation douloureuse
(octobre 1899).

Mais tandis que Bier abandonnait rapidement la
méthode, en raison des troubles subjectifs qu'elle
provoquait parfois, Tuffier continuait ses recherches
et, dès novembre 1899, il parvint à pratiquer des
interventions sur les membres inférieurs, le périnée
et l'abdomen.

Les résultats obtenus furent rapportés à la Société
de Biologie et à la Société de Chirurgie de Paris
(1899). Tuffier donnait une technique, déterminait
les doses à injecter et fit les premières observations
cliniques et expérimentales de rachianesthésies chez
l'homme et chez les animaux.

La rachicocaïnisation eut, en 1900, une grande
vogue auprès des chirurgiens français et américains.

Cette méthode, à peine découverte, fut pratiquée
à tort et à travers, et on ne tarda pas à publier de
tous côtés des accidents graves survenus pendant
l'opération ou les jours qui suivirent. Plusieurs cas
de mort furent connus.

L'enthousiasme du début en fut calmé, et les deux
cas de mort rapportés par Legueu à la Société de
Chirurgie (Paris, 1907), portèrent le coup de grâce à
la rachicocaïnisation.

Cependant Guinard, recherchant les causes des
accidents consécutifs à la rachicocaïnisation, avait

été amené à attribuer l'état syncopal, les élévations
de température le jour ou le lendemain de l'opération, les céphalées intenses et persistantes à une
réaction méningée due à l'eau des solutions injectées. Au XIV° Congrès de la Société française de
Chirurgie (Paris, octobre 1901), il proposa de n'injecter que des solutions isotoniques ou des solutions
concentrées. Il laissait tomber dans le liquide céphalo-rachidien recueilli dans une capsule stérilisée
quelques gouttes d'une solution de cocaïne concentrée, et réinjectait le tout, c'est-à-dire une véritable
solution de cocaïne dans du liquide céphalo-rachidien. Tuffier indiqua comme plus simple d'aspirer
directement le liquide céphalo-rachidien dans la
seringue chargée au préalable de la solution concentrée de cocaïne.

D'un autre côté, Lefiliatre, attribuant les accidents
à l'hypertension provoquée par l'injection, proposait
l'évacuation préventive d'une assez grande quantité
de liquide céphalo-rachidien.

Contre les céphalées persistantes et très violentes
survenant après la rachicocaïnisation, Guinard
essaya avec succès les ponctions lombaires évacua-
trices consécutives.

Ces améliorations excellentes pour les accidents
consécutifs, ne valaient rien contre ceux immédiats
dus à la toxicité de la cocaïne. Il fallait donc, ou
bien abandonner la méthode, ou bien employer un
médicament analgésique non toxique.

Jaboulay essaya de substituer à la cocaïne des

sels de quinine et de morphine, mais il y renonça bientôt.

Les recherches d'un chimiste français, M. Fourneau, aboutirent à la découverte d'un corps synthétique présentant les qualités analgésiques de la cocaïne sans en avoir la toxicité. C'était la stovaïne.

Reclus substitua la stovaïne à la cocaïne pour l'anesthésie locale et en fut fort satisfait. Chaput, le premier, utilisa la stovaïne pour l'analgésie lombaire. Les premiers résultats obtenus furent des meilleurs.

« La stovaïne lombaire procure une anesthésie aussi complète et aussi étendue que la cocaïne, et ne s'accompagne pas d'anémie bulbaire ». (Chaput, Société de Biologie. Paris, 12 mai 1904).

Dès lors, la rachianesthésie ressuscitait par l'injection de stovaïne dans le sac lombaire. A la suite de Chaput, puis de Kendirdgy, un grand nombre de chirurgiens essayèrent la rachistovaïnisation, et furent unanimes à proclamer les mérites du nouveau médicament.

En Allemagne, Bier et Dönitz substituèrent la stovaïne à la cocaïne, et beaucoup d'autres chirurgiens allemands commencèrent à pratiquer la « Lumbalanästhésie ». Des statistiques nombreuses s'alignèrent. On nota des accidents divers, mais on cherchait à y parer par différents perfectionnements. On associa à la stovaïne d'autres substances, telles que l'adrénaline, pour retarder l'absorption et surtout pour augmenter la durée de l'analgésie, la gomme pour limiter la diffusion vers le bulbe.

Krönig (Fribourg en Brisgan), pensant que, si les

malades rachistovaïnisés ne sentaient rien, il était néanmoins fort désagréable de se voir opérer, eut l'idée de combiner la rachistovaïne avec la scopolamine-morphine préalable en injection sous-cutanée, afin d'obtenir l'obnubilation. Au XXV° Congrès de la Société allemande de Chirurgie (Berlin, avril 1906), il communiquait des résultats satisfaisants. C'était la méthode de choix pour les interventions de longue durée, et particulièrement pour les laparotomies.

Ainsi, à mesure que la rachianesthésie se généralisait, on cherchait à étendre son action aux régions élevées du corps, de façon à pouvoir intervenir sur l'abdomen et le thorax. Bier et Dönitz obtenaient une analgésie élevée en combinant la méthode du mélange préalable du médicament analgésiant avec 3 à 5 fois son volume de liquide céphalo-rachidien et la position élevée du bassin. D'autres repoussaient comme dangereuse cette position déclive du corps. Jonnesco (de Bucharest), préconisa l'analgésie régionale, et suivant la hauteur de la région où l'on avait à intervenir, il pratiquait la rachistovaïnisation dans les régions lombaire, dorsale et même cervicale, sans accidents graves.

Au Congrès de Bruxelles (1908), Rehn concluait dans son rapport sur l'anesthésie médullaire, qu'il ne s'agissait encore que d'une méthode d'exception, exigeant une technique précise, une grande expérience des indications et des contre-indications, avec un dosage du médicament approprié à chaque cas. Il demandait, avant de porter un jugement définitif, que les chirurgiens s'entendent pour dresser une statistique générale qui permettrait d'adopter ou de condamner la rachianesthésie.

À la Société de Chirurgie de Paris (7 mars, 15 avril et 6 mai 1908), la rachistovaïnisation avait été moins épargnée encore et semblait exécutée comme son aînée la rachicocaïne. MM. Tuffier et Chaput en restèrent les partisans déterminés. Ils montrèrent que, bien souvent, les accidents étaient dus à des fautes de technique, à l'inexpérience des indications et des contre-indications. Chaput rapportait une statistique générale de 7.000 cas sans accidents, et pensait que la rachistovaïne pouvait faire concurrence à l'anesthésie générale.

À l'heure actuelle, la rachianesthésie ne conserve qu'un petit nombre de partisans. Certains, Tuffier, Chaput, l'emploient pour tous les cas. D'autres, Segond, P. Delbet, lui reconnaissent des indications d'exception.

En Angleterre, en Amérique, l'emploi de cette méthode est utilisée d'une façon timide (Barker, Gavin, Dean, etc.)

Dans les pays de langue allemande, on assiste à un mouvement assez curieux : tandis que les chirurgiens qui ont été les promoteurs de la méthode l'abandonnent progressivement au profit de l'anesthésie locale, les gynécologues l'ont presque tous adoptée, et des séries de plusieurs milliers de cas ont été publiées (Krönig, Sellheim, Frantz, Bumm...) et tout récemment, lors d'une discussion à ce sujet à la Société de Gynécologie de Berlin, la majorité des orateurs s'est ralliée à cette méthode.

Etude chimique et physiologique
de la Stovaïne

———

La stovaïne ou chlorhydrate d'amyléine est un corps anesthésique dont la synthèse a été réalisée par un chimiste français, M. Fourneau.

C'est par l'examen de la constitution de la cocaïne, de la tropacocaïne et de l'eucaïne qu'il a été amené à la conception de la stovaïne.

Ces corps sont des amino-alcools, présentant plusieurs points communs : 1° Une fonction aminée ; 2° une fonction alcoolique ; 3° un groupe benzoylé attaché à la fonction alcoolique.

C'est au groupe benzoylé que ces corps doivent leur propriété anesthésique. Leur toxicité provient d'un noyau pipéridinique dont fait partie leur fonction azotée. En supprimant le noyau pipéridinique de la fonction azotée, tout en conservant le groupe benzoylé attaché à la fonction alcoolique, on devait obtenir un nouveau corps anesthésique et non toxique. C'est ce problème que M. Fourneau est arrivé à résoudre, en obtenant la synthèse du chlorhydrate de dimethylaminobenzoylpentanol ou stovaïne.

C'est un corps cristallisé en petites tablettes brillantes, ressemblant au chlorhydrate de cocaïne. Sa saveur est amère, et posée sur la langue elle détermine rapidement de l'insensibilité. Peu soluble dans l'alcool, elle est très soluble dans l'eau. Les solutions aqueuses sont acides au tournesol et précipitent en présence des alcalins.

Les solutions aqueuses sont stérilisables par la chaleur. Si la température ne dépasse pas 115° et si les verres qui contiennent la solution sont très peu alcalins, l'altération est à peu près nulle. En tout cas, elle présente une résistance beaucoup plus grande que la cocaïne (Ribaut et Dufour, Toulouse).

L'étude pharmaco-dynamique a été faite par M. Billon et par MM. Pouchet et Chevalier.

De ces travaux, il résulte que la stovaïne possède une action anesthésique égale à la cocaïne, et une action toxique moitié moindre.

La stovaïne a une action analgésique sur les nerfs sensitifs, et une action parétique sur les nerfs moteurs.

En injection sous-cutanée ou intra-nerveuse elle provoque des accidents convulsifs, puis paralytiques, des troubles respiratoires et circulatoires avec abaissement de la température.

La stovaïne possède une action tonicardiaque très manifeste. Sur les vaisseaux elle a une action légèrement vaso-dilatrice ou neutre, contrairement à la cocaïne qui est vaso-constrictive.

La stovaïne a des propriétés bactéricides très nettes. Le professeur Pouchet a montré que dans les eaux chargées de germes de toutes espèces, ceux-ci sont tués après 30 minutes de contact avec la stovaïne dissoute dans les bouillons à la dose de 1 pour 100.

« En résumé, la stovaïne peut être classée dans le groupe des analgésiques locaux et possède, à de faibles doses, des propriétés antithermiques manifestes.

« Elle possède une action analogue à la cocaïne, elle abolit les propriétés vitales des cellules et agit comme poison du système nerveux central.

« Sa toxicité beaucoup plus faible que celle de la cocaïne, son action tonique sur le cœur, son pouvoir analgésique considérable, ses propriétés antiseptiques en font un médicament auquel on peut prédire un bel avenir au point de vue thérapeutique (Pouchet et Chevalier). »

Action physiologique de la stovaïne en injection intra-arachnoïdienne. — Le premier fait que l'on constate et qui est à analyser, c'est que la solution de stovaïne mise en contact avec le liquide céphalo-rachidien donne un précipité opalescent, qui reste en suspension dans ce mélange. Cette réaction est presque immédiate, elle se constate très bien dans la seringue. Au point de vue chimique, quelle est la nature de ce précipité? Il nous est impossible de répondre à ce problème.

Quelle est la durée de ce précipité? On a constaté, lorsque l'on fait une nouvelle ponction 24 heures ou 48 heures après la rachistovaïnisation, que ce précipité a disparu, le liquide céphalo-rachidien étant absolument clair. Il est vrai qu'à ce moment la résorption de la stovaïne est très avancée. Quoiqu'il en soit, cette précipitation de la stovaïne dans le liquide céphalo-rachidien ne semble pas être un obstacle à la production de l'analgésie, et certains ont vu dans ce fait un élément favorable à la localisation du médicament sur les régions voisines du point d'injection, et par conséquent une augmentation de l'action locale avec diminution des accidents dus à une diffusion rapide, telles qu'on les observe avec la cocaïne.

La stovaïne injectée dans les espaces sous-arachnoïdiens se trouve en contact avec des nerfs, des ganglions et la moelle, et peut agir sur ces trois sortes d'éléments nerveux ou plus spécialement sur l'un d'eux. En outre, le médicament injecté sous l'étui dure-mérien, peut influencer les centres bulbaires protubérantiels et cérébraux qui avoisinent les espaces arachnoïdiens.

Nous allons étudier cette action au niveau de la moelle, tout d'abord. A ce niveau, l'action de la stovaïne porte d'une façon très prépondérante, pour ne pas dire exclusive, sur les racines rachidiennes. La stovaïne agit comme une section radiculaire transitoire. Les racines nerveuses sont entièrement comparables aux nerfs périphériques. Mais la manière dont se comportent les nerfs périphériques au contact des anesthésiques locaux est connue et incontestée. François Franck a démontré : 1° Que l'action du médicament est proportionnelle à la concentration de la solution ; 2° Que cette action est en raison inverse du volume du nerf ; plus le nerf est grêle, plus l'action du médicament est rapide ; 3° Que si l'on applique la cocaïne sur un nerf mixte, la réaction à la douleur disparaît d'abord, tandis que la motilité persiste ; 4° Il convient de rappeler ici que les racines rachidiennes sont d'une ténuité extrême et qu'elles subiront très rapidement les effets connus ; 5° Cette action de l'anesthésique est temporaire et la réparation du fonctionnement nerveux s'opère d'une façon absolue, ce qui implique l'absence de toute altération histologique des éléments nerveux.

C'est une action dynamique de la cocaïne sur les protoplasma cellulaires. La restitution se produit après la résorption du médicament.

L'agent médicamenteux a-t-il une action sur les centres, les cellules des cornes antérieures ou des cornes postérieures ?

Tuffier et Halion ont résolu ce problème par une expérience assez intéressante. Ils injectent dans la région cervico-dorsale chez un animal une solution de cocaïne. Si l'anesthésique paralyse les éléments de la moelle, on doit obtenir comme une section physiologique au niveau indiqué. Or, après l'injection, l'excitation du nerf sciatique ou du nerf crural détermine, tout comme avant l'injection, une réaction motrice réflexe généralisée qui indique suffisamment que l'excitation douloureuse s'est transmise de bas en haut sur toute la longueur de l'axe spinal.

La même excitation faite au niveau des racines sortant du point de l'injection, ne détermine aucun mouvement réactionnel.

Donc la cocaïnisation locale du liquide céphalo-rachidien a pour résultat d'intercepter la conduction radiculaire sans causer la conduction médullaire. En somme, l'anesthésie que l'on obtient par ce moyen est une analgésie purement radiculaire. C'est la section physiologique transitoire des racines rachidiennes, se traduisant par l'analgésie dans le domaine correspondant, la perte des réflexes, la paralysie des groupes musculaires qui en dépendent. Cette action paralytique est beaucoup plus marquée avec la stovaïne qu'avec les autres analgésiques. Cette action est aussi très nette sur les sphincters, elle se montre aussi sur les muscles à fibres lisses, sur l'intestin, la vessie et l'utérus.

En somme, les effets anesthésiques que l'on obtient par les injections intra-arachnoïdiennes s'expliquent par leur action sur les racines, mais on peut dire que leur action sur la moelle elle-même est négligeable.

Voyons maintenant l'action de l'anesthésique sur le bulbe et les centres cérébraux. Cette action a été étudiée au point de vue expérimental chez les animaux ; mais un certain nombre d'accidents survenus au cours des injections intra-rachidiennes, chez l'homme, démontrent suffisamment la vérité de cette action.

L'étude expérimentale a été faite surtout avec la cocaïne, et pour ne citer que les travaux français, mentionnons F. Franck, Odier, Sicard et Tuffier. Ces travaux ont montré que la cocaïnisation locale soit des hémisphères, soit du bulbe, produit à la suite d'une excitation passagère la perte d'action du tissu nerveux central, s'accusant par des phénomènes paralytiques qui correspondent à la paralysie des zones cocaïnées ; que la cocaïnisation de la zone motrice cervicale du bulbe équivaut, comme celle des troncs nerveux, à une destruction localisée. L'action sur les hémisphères cérébraux et sur le bulbe est en tous points comparable aux effets produits par l'ingestion de hautes doses de cocaïne avec cette différence que cette action se montre beaucoup plus rapide et intense, et avec des doses relativement faibles.

Au point de vue chimique, on relève au cours des opérations sous anesthésie lombaire, un certain nombre de phénomènes dont l'explication ne peut être fournie que par une action sur le bulbe et les hémisphères cérébraux.

C'est, en premier lieu, les vomissements qui constituent un accident fréquent et précoce au cours des injections intra-arachnoïdiennes. Ces vomissements apparaissent dans les 10 minutes qui suivent l'injection, et d'une façon trop précoce par conséquent, pour qu'on puisse admettre que cette action se produise après que le médicament a pénétré dans le torrent circulatoire.

Il en est de même de l'action sur les systèmes

respiratoire et circulatoire. On signale d'une façon constante dans les rachianesthésies faites avec de fortes doses, les phénomènes suivants : vaso-constriction céphalique, ralentissement du pouls, faiblesse de la respiration, c'est-à-dire une diminution considérable de l'amplitude des mouvements respiratoires, accompagnée d'une diminution du nombre de ces mouvements.

Ces phénomènes, ainsi que les quelques accidents de syncope respiratoire et circulatoire qui ont été rapportés dans les anesthésies rachidiennes, montrent que les centres bulbaires peuvent être influencés par l'anesthésique en suspension dans le liquide céphalo-rachidien, qu'ils le sont toujours, dès qu'on a recours à des doses élevées.

Cette action sur la respiration et la circulation est-elle due à l'action directe sur le bulbe ou bien doit-on accuser l'action spéciale du médicament passant dans le torrent circulatoire ?

Cette deuxième hypothèse nous paraît devoir être rejetée, autant à cause de la précocité de ces phénomènes après l'injection, que du fait des faibles doses injectées dans l'arachnoïde, alors que les manifestations observées ne sont notées qu'avec de très hautes doses à la suite de l'ingestion.

On peut se demander encore si ces symptômes sont dûs à l'action sur les noyaux bulbaires, ou bien sur les racines du pneumogastrique.

Cette deuxième question est plus facile à résoudre, mais elle a moins d'importance, car le danger reste le même.

Ce qui nous porte à croire que cela peut agir sur
les noyaux, ce sont les cas de paralysies assez nombreuses du moteur oculaire externe qui ont été
rapportés comme accidents des anesthésies lombaires. Il se trouve, en effet, que ce noyau est le
plus superficiel, et de là davantage exposé.

L'action sur les centres cérébraux ne se trouve
indiquée que par un seul fait, constaté au cours des
rachistovaïnisations associées à la scopolamine-
morphine. C'est la perte de connaissance et le
sommeil. Chez plusieurs de nos malades, avec 7 à
10 centigr. de stovaïne, une position déclive ne
dépassant pas 30°, nous avons vu survenir un sommeil
véritable avec ronflements, quelquefois une simple
indifférence avec état subconscient et de torpeur,
d'autres fois c'était la perte absolue de l'état conscient qui durait de 20 minutes à une demi-heure,
phénomène sur lequel les malades étaient très caté-
goriques.

Cette véritable anesthésie générale n'a guère été
remarquée avant nous, et c'est notre Maître, le
Professeur Pollosson, qui, le premier, nous semble
avoir attiré l'attention sur ces faits et mis en évidence
l'action de l'anesthésique sur les hémisphères cérébraux.

*Conditions qui régissent l'extension et la progression
du médicament dans le liquide céphalo-rachidien.* —
Etant donné cette action du médicament, peut-on
déterminer sous quelles influences elle se produira
plus particulièrement sur tel ou tel autre point du
système nerveux ? La stovaïne injectée dans l'étui

dure-mérien obéit, en présence du liquide céphalo-rachidien, à un certain nombre de lois physiques et physiologiques que nous chercherons à préciser. Le niveau de choix de l'injection étant situé dans la région lombaire, nous pouvons dire que le mode d'action du médicament est subordonné à plusieurs facteurs, qui sont : 1° la densité de la solution médicamenteuse, comparée à celle du liquide céphalo-rachidien ; 2° la diffusion qui varie surtout avec la dose ; 3° la position de la colonne vertébrale, et 4° les mouvements propres du liquide céphalo-rachidien.

1° Le premier facteur dont il faut tenir compte est la densité de la solution médicamenteuse comparée à celle du liquide céphalo-rachidien. Si l'on a une solution plus dense, elle devra obéir aux lois de la pesanteur et viendra se collecter au point déclive. S'agit-il d'une solution moins dense, elle devrait gagner les parties les plus hautes du liquide céphalo-rachidien, si d'autres facteurs, entre autres la diffusion, n'étaient intervenus pendant ce temps. Une solution plus dense est plus facilement maniable, car on peut la diriger vers le point le plus déclive, et cette déclivité nous pouvons la faire varier avec la position du corps.

La densité du liquide céphalo-rachidien varie entre 1.000 à 38° et 1.002 à 30° et 1.004 à 22°. La stovaïne Billon, solution commerciale à 10 p. 100, pèse à 38° 0,998, à 30° 1,001 et à 22° 1,003. Normalement, la solution stovaïne Billon est plus légère que le liquide céphalo-rachidien.

Dans ces conditions, elle obéira en présence du

liquide céphalo-rachidien, étant donnée la différence
très peu marquée de densité, aux lois de la diffusion.
Si l'on voulait obtenir des solutions plus denses, il
suffirait d'y ajouter du chlorure de sodium. En ajou-
tant 0,03 cent. de NaCl à 1 c. c. de solution de stovaïne à 10 p. 100, on obtient une solution plus dense
qui serait beaucoup plus facile à manier dans ses
localisations. Il est intéressant, à ce point de vue là,
de connaître les poids spécifiques des autres solutions de médicaments en usage.

La tropacocaïne à 5 p. 100 pèse à 38° 1.005, à 30°
1.008. La novocaïne à 5 p. 100 pèse à 38° 1.001 et à
30° 1,004. Ces deux médicaments se présentent en
solutions plus lourdes que le liquide céphalo-rachidien.

2° La diffusion est un phénomène qui fait qu'entre
deux liquides de concentration moléculaire différente, il y a des échanges tendant à les ramener à
l'égalité. Ce phénomène est lié à l'isotonie ; si l'on
injecte une solution isotonique, la diffusion sera
réduite au minimum, tandis qu'avec des solutions
hypertoniques ou hypotoniques la diffusion sera plus
considérable. Cette diffusion est toujours une chose
à éviter, de par ce fait que c'est elle qui détermine les
actions à distance, en particulier sur les centres nerveux centraux.

Au point de vue physiologique, nous savons qu'il
est préférable d'injecter des solutions isotoniques
pour éviter le changement trop brusque de l'équi-
libre osmotique.

Le point cryoscopique du liquide céphalo-rachidien

0,58 et celui de la solution de stovaïne à 10 p. 100
est de 0,51. Cette petite différence entre les deux
points cryoscopiques n'a pas beaucoup d'importance,
si nous rappelons ici que la technique la plus généralement admise utilise le mélange préalable dans
la seringue de 1 c. c. de solution avec 5 à 6 fois son
volume de liquide céphalo - rachidien, la solution
injectée se trouve ramenée à l'isotonie. Ajoutons que
la vitesse avec laquelle se fait la diffusion est en
général peu rapide.

3° Le troisième facteur qui peut régler l'action de
l'anesthésique sur tel ou tel segment rachidien, c'est
la position du corps. Il faut savoir que lorsque le malade est assis, la pression du liquide céphalo-rachidien
a son maximum au niveau du cul-de-sac lombaire.
Cette pression a été mesurée par un certain nombre
d'auteurs ; elle varie suivant les individus, suivant
certaines conditions anatomiques du cul-de-sac lombaire ; mais en moyenne, chez un individu sain,
cette pression s'élève à 350ᵐᵐ (Krönig). En position
horizontale, à ce même niveau, elle descend à 120ᵐᵐ ;
et le 0 est atteint lorsque le malade est en position
inclinée de 30° sur l'horizontale.

Lorsque le malade est en position assise, la ponction à différentes hauteurs montre des pressions
graduellement diminuées et au sommet, de la colonne cervicale, elle est égale à 0.

Des variations en sens inverse s'obtiennent natu-
rellement par la position de Trendelenburg.

Malheureusement, toutes ces observations ont été
faites sur des cadavres et ne peuvent être transpor-

tées intégralement sur le vivant. Il existe alors un facteur dont il faut tenir compte : ce sont les changements de pression dans le système veineux cérébral. La position de Trendelenburg détermine une gêne de la circulation veineuse de retour, favorise la stase sanguine dans le cerveau et les sinus dure-mériens, déterminant l'apport d'une certaine quantité de sang veineux, qui remplace, dans la boîte crânienne, une quantité égale de liquide céphalo-rachidien.

Dès lors, la position de Trendelenburg a une double action, dont les effets se contrarient : d'un côté, sur le liquide céphalo-rachidien, et, de l'autre, sur le sang veineux ; de sorte que le reflux du liquide céphalo-rachidien vers le cerveau est beaucoup moins considérable qu'il ne le semblerait de prime-abord et d'après les expériences sur le cadavre. Chez certains individus pathologiques, chez les mitraux, chez lesquels la circulation veineuse de retour éprouve une plus grande difficulté et chez lesquels, en position déclive, la congestion cérébrale est au maximum, certains auteurs (Dònitz) ont constaté que l'extrémité de l'anesthésie en hauteur ne pouvait dépasser la ligne mamelonnaire et constitue une contre-indication aux anesthésies hautes.

Cette stase veineuse, dans la position de Trendelenburg, fait comprendre qu'il faille éviter de débasculer trop rapidement les malades qui sont sous l'influence de la stovaïne, car ces changements déterminent des oscillations du liquide céphalo-rachidien et font diffuser davantage l'anesthésique.

Cette petite digression étant faite sur l'action des déplacements parallèles du liquide céphalo-rachidien et du sang veineux, il reste ce fait évident, que le facteur essentiel du déplacement vers les centres supérieurs des médicaments introduits dans l'étui dure-mérien, c'est la position de Trendelenburg. Pour un médicament injecté entre la quatrième et la cinquième lombaire et qui, dans la position horizontale, donne une anesthésie s'arrêtant au pli de l'aine, on peut voir cette analgésie remonter jusqu'à l'ombilic, à l'appendice xyphoïde et même plus haut, dès qu'on met le malade en position élevée du bassin.

Chez un malade à qui on a injecté la dose moyenne de 5 centig. de stovaïne et qu'on laisse en position horizontale, on ne voit survenir ni vaso-constriction céphalique, ni vomissements, ni ralentissement du pouls, ni diminution appréciable de l'amplitude des mouvements respiratoires. Ces phénomènes ne s'observent que chez les malades qui, pour la même dose, sont mis en position inclinée. De même, ce n'est que par cette position que l'on obtient les signes d'imprégnation de la substance corticale, c'est-à-dire ces états d'indifférence, de torpeur qui peuvent aller jusqu'à un véritable sommeil avec ronflement.

Il nous reste encore à trancher un point assez important au sujet de l'action de la position de Trendelenburg. Le problème peut se poser de la façon suivante : une injection étant faite dans la région lombaire, la hauteur de l'anesthésie s'étant fixée à

tel ou tel endroit déterminé en position horizontale,
et le médicament paraissant dès lors fixé au niveau
des racines médullaires correspondantes, peut-on
mettre le malade en position élevée du bassin sans
avoir à craindre les accidents du côté du bulbe, au-
trement dit sans avoir à enregistrer des anesthésies
plus élevées. Cette question est assez importante,
car il arrive de temps en temps, au cours de la
laparotomie pour opérations gynécologiques, qu'on
désirerait avoir une inclinaison du bassin plus considérable.

C'est là un point difficile à déterminer d'une façon
absolue. Nous avons remarqué, cependant, que l'inclinaison, lorsque l'anesthésie était déjà établie,
avait une influence certaine. Chez une malade, on
injecta 0,07 de stovaïne pour une exploration intra-
vésicale. La malade est laissée en position horizontale pendant 30 minutes. L'analgésie remonte jusqu'à
la ligne ombilicale. Pas de pâleur de la face. Pouls
à 120. Au bout de 30 minutes, la malade est mise en
position fortement inclinée. L'analgésie remonte de
quelques centimètres. Le pouls descend à 100. Pas
de pâleur de la face (D' Pollosson).

Pour un kyste de l'ovaire tordu, on injecta 0,05 de
stovaïne. Vingt-cinq minutes après l'injection on
met la malade en Trendelenburg. On note quelques
intermittences. Mais la malade, qui avait eu des
nausées et de la pâleur de la face, prend à ce moment
un faciès coloré et la respiration est régulière (D'
Violet).

Chez une autre malade, on fit 0,05 de stovaïne,

pour curettage de l'utérus. A la fin de l'opération, la malade est pâle, a des nausées, le pouls est à 64. Vingt-cinq minutes après l'injection, on incline à 30°, puis à 45°. L'analgésie remonte d'un bon travers de main, et l'on ne constate plus de phénomènes bulbaires, la face s'étant recolorée, et le pouls est devenu meilleur (D' Violet).

Chez une quatrième malade, on injecta 0,07 de stovaïne pour kyste de l'ovaire. On laisse en position horizontale pendant vingt minutes : ni vomissements, ni pâleur de la face, pouls à 88. On bascule à 30°, puis à 45°. Pouls à 76. L'analgésie remonte très haut à la ligne mamelonnaire. Le visage se colore (D' Pollosson).

De ces faits, il semble résulter que la position élevée du bassin peut encore faire monter l'analgésie dans les 20 ou 30 minutes qui suivent l'injection.

Mais ce qui est beaucoup plus important et que nous ne trouvons nulle part mentionné, c'est que, au bout d'un certain temps variable, suivant les doses employées, suivant la sensibilité de l'individu au médicament, la position inclinée du corps ne présente plus de dangers.

Des faits que nous avons observés, il semble résulter que c'est de la 10° à la 20° minute après l'injection que les malades sont le plus impressionnés. C'est dans cette phase que l'on voit survenir les nausées, la pâleur de la face, le ralentissement du pouls, etc.

Passé ce moment, on dirait que l'anesthésique est pour ainsi dire fixé dans les points où il a produit

3

l'analgésie et qu'il ne peut plus venir imprégner fortement les centres bulbaires.

Une forte inclinaison du bassin pratiquée à ce moment est sans dangers; bien plus, elle apparaît comme une manœuvre favorable contre le collapsus et l'anémie cérébrale. On peut voir à ce moment des malades qui avaient un visage très pâle se recolorer sous l'influence de la position de Trendelenburg.

Ceci nous permet de comprendre pourquoi des chirurgiens comme MM. Tuffier et Chaput emploient la position de Trendelenburg d'une façon indifférente, alors que, pour la majorité des auteurs, elle est formellement contre-indiquée.

A notre avis, et ceci résulte des faits que nous avons exposés plus haut, cela doit tenir à ce que ces auteurs n'emploient pas la position déclive à la même phase de l'anesthésie.

Pour nous, la position de Trendelenburg est très dangereuse dans la phase du début, c'est-à-dire au moment de la diffusion du médicament. Cette phase peut avoir une durée plus ou moins considérable, suivant la dose employée. Mais pour une dose moyenne de 6 à 7 centigrammes, cette phase dangereuse dure de 20 à 30 minutes. Passé ce délai, la position déclive est non seulement permise, mais présente une action vicariante.

4° Le quatrième facteur susceptible de produire des déplacements de l'anesthésique injecté au niveau de la région lombaire, ce sont les mouvements propres du liquide céphalo-rachidien. Ces mouvements sont sous la dépendance des variations de la

pression intra-crânienne ; celle-ci subit une augmentation rythmique correspondante à chaque systole
cardiaque. L'arrivée d'une quantité de sang dans un
organe aussi richement vascularisé que le cerveau,
se trouve compensé par le départ d'une quantité
plus ou moins abondante de sang veineux et par les
oscillations du liquide céphalo-rachidien entre le
crâne et le canal vertébral. D'autre part, les mouvements d'inspiration et d'expiration font varier, suivant le même rythme, la pression à laquelle est
soumise l'encéphale, et par conséquent commandent
les mêmes oscillations du liquide céphalo-rachidien.
En somme, il est aisé de comprendre que ces mouvements activeront le mélange de la solution anesthésique avec la masse totale du liquide céphalo-
rachidien.

Ces données physiologiques nous permettent de
poser et d'essayer de résoudre les problèmes de la
hauteur et de la durée de l'anesthésie.

Hauteur de l'anesthésie. — Elle est subordonnée
tout d'abord, au niveau de la colonne vertébrale, où
l'on fait l'injection. Ce fait est facile à comprendre et
se trouve, d'ailleurs, démontré par les injections
dorsales et cervicales pratiquées par M. Jonnesco.

Ceci reste vrai, même pour les différences de hauteur si l'on veut faire porter l'injection au niveau de
la région lombaire. Il est certain qu'une injection
faite entre la première et la deuxième lombaire don-
nera une analgésie plus élevée que celle qui portera
entre la quatrième et la cinquième.

Mais pour une injection faite à un niveau donné

de la région lombaire, on peut obtenir des anesthésies plus ou moins élevées en faisant varier un certain nombre de facteurs. Ils sont au nombre de
trois :

1° La dose du médicament ;

2° La quantité du liquide céphalo-rachidien qui
servira au mélange et qui sera réinjecté ;

3° La position donnée au malade.

Pour une même dose, on aura une anesthésie d'autant plus élevée, que la dilution aura été plus considérable et que l'inclinaison sera plus prononcée.

Pour une même position, la hauteur de l'analgésie augmentera avec la dose et la dilution de l'anesthésique.

Durée de l'analgésie. — Les facteurs qui condi-
tionnent la durée de l'analgésie sont plus difficiles
à établir. Elle dépend évidemment de la résorption
du médicament et comporte, par conséquent, des
variations individuelles importantes.

Pour le moment, le seul facteur qui nous soit cli-
niquement connu, c'est la dose du médicament,
bien que son action soit difficile à apprécier et que,
pour une même dose, on puisse avoir, chez différents individus, des variations de durée considéra-
bles.

Certains auteurs ajoutent à l'anesthésique une
solution d'adrenaline. Cette technique, qui est généralement employée par les chirurgiens d'outre-Rhin,
a pour but d'augmenter la durée de l'analgésie, soit
que l'adrenaline, par son action vaso-constrictive
locale retarde la résorption du médicament, soit que

l'adrénaline forme, avec la stovaïne, un composé anesthésique renforcé.

Chaput a obtenu cette augmentation des qualités anesthésiques de la stovaïne dans l'adjonction d'une faible quantité de cocaïne, dose qui, par elle-même, serait incapable de donner une analgésie convenable. La stova-cocaïne a eu ses partisans.

Toutes ces combinaisons sont peu recommanda-bles, et, suivant l'avis de Tuffier et d'un grand nom-bre d'autres auteurs, il semble qu'il vaut mieux s'en tenir à la stovaïne pure.

Dans notre pratique personnelle, nous employons la stovaïne à 10 p. 0/0. Avec une dose moyenne de 5 à 6 centigrammes et une position élevée du bassin modérée, on obtient généralement une analgésie convenable pour une laparotomie devant durer de 30 à 40 minutes et même souvent une heure. Dans les grandes laparotomies devant durer une heure et plus, il faudra injecter une dose plus forte, c'est-à-dire 7, 8 et même jusqu'à 10 centigr. de stovaïne.

Technique

Il est nécessaire d'avoir une technique irrépro-
chable, car il en dépend un certain nombre d'insuccès et d'accidents. Nous avons signalé déjà les
différents perfectionnements apportés, et nous expo-
serons la technique que notre Maître, le Professeur
Pollosson, pratique tous les jours à la clinique gynécologique.

La solution. — On emploie une solution de stovaïne Billon à 10 0/0 stérilisée et mise en ampoules
de 1 c.c. par le pharmacien de la Charité. On préfère
cette solution à une solution isotonique, car elle
permet de faire dans la seringue le mélange avec le
liquide céphalo-rachidien, et l'on injecte ainsi dans
le canal médullaire une véritable solution de stovaïne
dans le liquide céphalo-rachidien, l'eau qui sert de
véhicule étant réduite à une quantité minima.

Instrumentation. — Il faut d'abord une seringue
facilement stérilisable, d'une capacité de 5 à 10 c.c.,
à graduations exactes et bien lisibles.

La seringue de Luer, en verre opaque, et la seringue de Record sont seules parfaitement stérilisables. La seringue de Record est en verre, avec l'embout et le piston en métal.

Pour pouvoir faire dans la seringue le mélange du médicament avec 3, 4 et 5 fois son volume de liquide céphalo-rachidien, il est nécessaire que l'on ait une seringue assez grosse. On utilise, en général, la seringue de Record, de 5 c.c. de capacité. Il existe une seringue analogue, mais de 10 c.c. de capacité, permettant un mélange plus considérable et ainsi une anesthésie plus élevée.

En troisième lieu, il faut une seringue à graduations exactes et bien lisibles, afin de faire un dosage parfait de la solution de stovaïne.

La seringue de Luer de 5 c.c. a l'avantage d'avoir des divisions par 1 c. c. et par 1 dixième de c. c. Mais la lecture de ces divisions est difficile. Par contre, la seringue de Record n'est divisée qu'en centimètres cubes. Les traits sont forts, colorés en rouge, bien lisibles. Le piston métallique est absolument plat, ainsi que le fond de la seringue, et avec un peu d'habitude, on fait assez facilement un dosage par dixième de centimètre cube, c'est-à-dire par centigramme de stovaïne. Toutefois, ce n'est là qu'un dosage approximatif.

L'aiguille est en platine iridié, munie d'un mandrin, longue de 8 cent., de 1 mm. de diamètre extérieur et 6/10 de millimètre de diamètre intérieur. L'extrémité piquante est taillée en biseau court et très piquant ; si le biseau est trop long, en effet, on est exposé à faire de mauvaises ponctions, une partie de ce biseau se trouvant dans le sac dural, et l'autre restant en dehors. De là, des insuccès, car le mélange injecté ne pénétrera pas complètement dans le canal médullaire.

On ajoute, en général, une capsule en porcelaine où l'on pourra recevoir le liquide céphalo-rachidien lorsque l'écoulement est très lent et que l'aspiration se fait mal.

La stérilisation de la seringue, de l'aiguille avec son mandrin et de la capsule se fait, soit à l'étuve, soit par l'ébullition pendant 20 minutes dans un récipient contenant de l'eau ordinaire. Il faut, en effet, se garder d'ajouter du borax, ou tout autre alcalin, qui imprégnerait l'intérieur de la seringue et de l'aiguille, et on précipiterait la stovaïne de la solution.

Technique opératoire. — Nous suivons les règles de technique bien établies par M. Tuffier. La région lombaire du malade, qui est assis sur la table d'opération, est lavée au savon, puis à l'alcool et à l'éther. Pendant ce temps, le chirurgien a procédé à la désinfection de ses mains et est prêt à pratiquer la ponction du canal rachidien. Pour cela, il recommande au malade de se pencher en avant et de faire le gros dos, de façon à augmenter l'espace intervertébral, et il choisit l'espace à ponctionner. On mène par les crêtes iliaques, une ligne horizontale. Cette ligne croise la colonne vertébrale au niveau de l'apophyse épineuse de la quatrième vertèbre lombaire. Au-dessus, se trouve le troisième espace, qui est le

point d'élection. Cependant, on ponctionne souvent
dans le deuxième espace lombaire.

L'espace interépineux est repéré avec l'index gauche, et l'aiguille, tenue de la main droite, est en-
foncée exactement sur la ligne médiane et bien
horizontalement. Nous n'employons pas la ponction
latérale, qui ne semble pas présenter d'avantages
sur la ponction médiane. De même, il n'est pas nécessaire de faire l'anesthésie locale au chlorure
d'éthyle, la douleur, à la piqûre de la peau, étant
insignifiante.

L'aiguille est poussée d'une façon continue et pro-
gresse, sans résistance, à travers la masse musculaire jusqu'au ligament jaune. Là, il n'en est pas de
même, et l'on éprouve parfois une résistance assez
forte, surtout chez les vieillards à ligaments jaunes
calcifiés. Lorsque l'aiguille a traversé le ligament
jaune, on a la sensation d'une résistance vaincue et
l'on est dans le sac lombaire. On retire le mandrin
qu'on avait laissé dans l'aiguille, et le liquide céphalo-rachidien doit s'écouler.

La ponction peut, cependant, n'être pas toujours
aussi facile.

L'aiguille, mal dirigée, peut buter contre une
lame vertébrale; il faut alors retirer un peu l'aiguille, puis l'enfoncer de nouveau. Si l'on n'arrive
pas à passer, il faut ponctionner ailleurs.

Chez les sujets gras, on perçoit mal les apophyses
épineuses, et la piqûre se fait souvent un peu au
hasard. On éprouve également quelques difficultés

chez les individus scoliotiques et dans les scolioses très prononcées la ponction devient impossible.

En général, la ponction est toujours possible, et sur tous nos malades, nous n'avons vu qu'un échec, et il s'agissait d'une femme à scoliose très marquée.

L'aiguille ayant pénétré dans le sac lombaire, le liquide céphalo-rachidien s'écoule avec une force variable. Si cet écoulement ne se produit pas, ou bien s'il se fait à gouttes très espacées, on introduit à nouveau le trocart dans l'aiguille, ou bien l'on imprime à celle-ci un quart ou un demi-tour. Ainsi on débouche l'aiguille dont la lumière serait obstruée, et l'on présente le biseau d'une façon différente.

L'écoulement doit se faire à jet ou à gouttes rapides, car dans le cas contraire, on est exposé à un échec d'anesthésie; un écoulement défectueux indiquant une ponction imparfaite.

Suivant les auteurs, la quantité de liquide céphalo-rachidien que l'on voit évacuer avant d'injecter la solution de stovaïne est fort variable. Nous n'entrerons pas dans la discussion de ces différentes opinions, et nous indiquons comme suffisant un écoulement de 2 à 5 c. c., suivant la pression faible ou forte du liquide céphalo-rachidien.

On adapte alors la seringue, chargée au préalable de la solution de stovaïne, on aspire lentement le liquide céphalo-rachidien jusqu'à ce que l'on ait un mélange de 3 à 5 c. c., et l'on refoule le tout, lentement, après avoir vérifié qu'il n'y avait dans la seringue aucune bulle d'air. L'aiguille et la seringue sont retirées en même temps, et l'on applique au niveau de la piqûre un petit pansement aseptique fixé par du leucoplaste.

On peut alors laisser le malade assis pendant 3 à 4 minutes avant de le placer en position horizontale, ou bien le placer de suite en position horizontale et même en inclinaison légère.

L'opinion la plus générale est que la position déclive est dangereuse. Cependant, pour le gynécologue, l'usage de la position de Trendelenburg est nécessaire, et les chirurgiens allemands Kader, Bier et Dönitz ont préconisé l'élévation du bassin comme favorable à l'extension de l'analgésie, et ont montré par des statistiques de plusieurs milliers de cas que l'on n'avait pas plus d'accidents qu'avec la position basse du bassin. Toutefois, l'inclinaison ne devra pas dépasser 30°, elle sera progressive, d'abord faible, puis un peu plus accentuée, et au moment de l'ouverture du péritoine on fixe la déclivité à 30°. Les sujets obèses seront moins inclinés, pour ne pas faire porter sur le diaphragme une anasse abdominale trop considérable. C'est la pratique établie par notre Maître et que l'on emploie à la Clinique gynécologique, la position inclinée favorisant l'acte opératoire, déterminant une extension en hauteur de l'analgésie, et produisant l'anesthésie, c'est-à-dire l'insensibilité absolue avec état d'indifférence, et souvent même un sommeil profond.

Association de la scopolamine morphine en injections sous-cutanées préalables à la rachianesthésie.

— La scopolamine-morphine a d'abord été utilisée par les psychiatres, puis elle fut introduite en chirurgie par von Korss en Allemagne, et par Walther en France. Elle était alors associée à l'anesthésie par le chloroforme.

Krönig (de Fribourg en Brisgau), eut l'idée d'essayer la scopolamine-morphine dans la rachistovaïnisation, afin de supprimer l'état conscient des malades. Ses tentatives furent couronnées de succès et, dès lors, le reproche que l'on faisait à la rachianesthésie d'être une méthode barbare, par ce fait qu'elle laissait les malades assister à leur propre opération, ne pouvait plus être invoqué. Les malades, en effet, sous l'influence de la scopolamine-morphine, étaient dans un état d'inconscience souvent complet et dormaient parfois profondément, comme s'il s'agissait d'une anesthésie générale.

Le professeur Pollosson utilise chez ses opérées la scopolamine-morphine en injection sous-cutanée préalable à la rachistovaïnisation. On fait, une heure avant l'opération, une injection de trois dixièmes de milligramme de scopolamine et 0,01 de morphine. Un quart d'heure avant l'opération, on fait une seconde injection de scopolamine-morphine à la même dose.

A l'arrivée des malades dans la salle d'opération, on remarque qu'elles sont calmes, souvent obnubilées, répondant mal aux questions qu'on leur pose. Elles disent parfois avoir envie de dormir. La face est colorée, le pouls, rapide, bat à 100 ou 120 pulsations. Les urines sont abondantes et claires.

Tel est l'état dans lequel ces malades se trouvent au moment où l'on pratique la ponction rachidienne. Si l'on ajoute que ces malades ont les yeux recouverts d'un bandeau, on comprendra qu'elles soient complètement indifférentes et n'aient pas à souffrir des phases pénibles qui précèdent l'anesthésie par inhalation.

L'état d'indifférence et de torpeur apparaît à des degrés divers : c'est parfois de la subconscience, les malades entendent, comprennent ce qu'on dit autour d'elles, et à la fin de l'opération, la plupart du temps elles ne se rappellent de rien. Elles ont également perdu la notion du temps. Une malade qui était restée une heure sur la table d'opération, nous répondit qu'il lui semblait que l'opération avait duré dix minutes.

D'autres fois on obtient une sorte d'anesthésie générale avec sommeil et ronflements. Mais c'est un sommeil le plus souvent peu profond. On réveille facilement ces malades, qui d'ailleurs se rendorment vite.

Le sommeil apparaît, soit avant la rachistovaïnisation, soit après celle-ci et après la mise en position inclinée. Il semble alors que, chez ces malades qui n'ont pas été très impressionnés par la scapolamine-morphine, la stovaïne vient renforcer l'action hypnotique du premier médicament. Ou plutôt, à notre avis, la stovaïne vient ajouter une action secondaire en impressionnant directement les centres cérébraux.

Nous avons eu l'occasion d'observer trois ou quatre malades auxquelles, par suite d'une erreur de

posologie, on injecta de hautes doses de scopolamine,
soit trois milligrammes et même six milligrammes de
scopolamine en trois injections, séparées par des
intervalles de une heure. Ces malades eurent alors
un sommeil profond, et qui dura longtemps après
l'opération. Elles ne présentèrent aucun accident.

Nous dirons enfin que les effets de la scopolamine-
morphine se manifestent parfois d'une façon incons-
tante. Nous pensons que cela doit tenir aux variations de constitution de ce médicamment, ainsi qu'il
arrive souvent pour les alcaloïdes végétaux. En outre,
la préparation et la stérilisation des solutions peut
avoir une influence sur la scopolamine en la modi-
fiant.

Observations

I. — M... (Marie), 37 ans. Grossesse extra-utérine. Ablation de la trompe droite. Trois injections sous-cutanées de 3 dixièmes de milligramme de scopolamine, deux heures, une heure et vingt minutes avant l'opération, et 1 centig. de morphine à chaque injection. Stovaïne : 0,10 cent. Début de l'opération cinq minutes après. Analgésie parfaite. La malade est consciente. Elle répond intelligemment aux questions qu'on lui pose. Paralysie des membres inférieurs. L'opération a eu lieu dans une inclinaison faible. Pas de poussée intestinale. L'anesthésie remonte jusqu'aux seins. Le lendemain de l'opération la malade a une céphalée intense qui n'a pas persisté. Elle a été soulagée par l'antipyrine.

II. — P... (Angèle), 29 ans. Laparotomie sous-ombilicale. Hystérectomie. Deux injections de scopolamine, deux heures et une heure avant l'opération. Analgésie et anesthésie parfaites. Opération longue et difficile, ayant duré 1 heure 5. Pendant l'opération, pâleur de la face, pas de paralysie des membres inférieurs. A la fin de l'opération, la malade a senti « qu'on lui tripotait le ventre », mais n'a pas souffert. Le lendemain de l'opération, motilité et sensibilité normales. Pas de céphalée.

III. — D..., 50 ans. Kyste tordu. Une injection de scopolamine morphine deux heures avant opération. Stovaïne : 0,06 cinq minutes avant l'opération, qui a lieu en position horizontale et a duré 35 minutes. Anesthésie parfaite. Parésie des membres inférieurs. Pâleur de la face.

IV. — M..., 38 ans. Néoplasme du col. Wertheim. Durée 1 heure 7. Une injection de scopolamine morphine. Stovaïne : 0,06. Position déclive à 30°. Vingt-cinq minutes après début, on est obligé de donner du chloroforme, 2 c. c. en tout. Le lendemain, céphalée intense.

V. — S..., 31 ans. Grossesse extra-utérine. Trois injections de scopolamine morphine. Stovaïne : 0 gr. 06. Début 5 minutes après. Bonne anesthésie. Cependant, au début, comme la malade était un peu agitée, on lui a donné 5 c. c. de chlorure d'Ethyle.

VI. — A..., 20 ans. Colpotomie. Une injection de scopolamine morphine. Stovaïne : 0 gr. 06. Analgésie incomplète. On est obligé de donner un peu de chlorure d'Ethyle.

VII. — H..., 47 ans. Volumineux kyste dermoïde. Durée 35 minutes. Anesthésie parfaite avec 0,07 de stovaïne.

VIII. — G...., 55 ans. Lipome préherniaire. Durée 20 minutes. Une injection de scopolamine morphine. Anesthésie parfaite. Quelques nausées vers la fin de l'opération.

IX. — G..., 31 ans. Salpingite double. Castration totale. Durée 1 heure 10. Anesthésie excellente pendant 3/4 d'heure. A la fin on donne 5 c. c. de chloroforme.

X. — O... Hémorrhoïdes avec fissure anale. Pas de scopolamine. Stovaïne : 0 gr. 06. Anesthésie parfaite. Résolution complète pendant la dilatation de l'anus. Parésie des membres inférieurs. L'analgésie remonte à l'ombilic.

XI. — J..., 46 ans. Fibrome dégénéré avec ascite. Deux injections de scopolamine morphine. Stovaïne : 0 gr. 06. Analgésie bonne, mais comme l'opération est impossible, et en raison des hésitations opératoires dont la malade se rendrait compte, on lui donne du chloroforme.

XII. — P..., 24 ans. Kyste du mésentère. Deux injections de scopolamine morphine. Stovaïne : 0 gr. 06. Anesthésie parfaite.

XIII. — B..., 40 ans. Polype utérin. Pas de scopolamine morphine. Stovaïne : 0 gr. 06. Parésie des membres inférieurs. Analgésie remonte à l'ombilic. La malade sent les tractions fortes, sans souffrir. On cause avec elle, et elle ne s'aperçoit de rien.

XIV. — M... (Clémentine). Fissure anale. Rétroversion.
Injection de scopolamine morphine 2 minutes avant la rachistovaïnisation, Stovaïne : o gr. 06. Analgésie excellente. La malade ne sent rien pendant la dilatation manuelle de l'anus.

XV. — M..., 26 ans. Eventration. Deux injections de scopolamine morphine. Stovaïne : o gr. 07. Bonne analgésie. La
malade se plaint de sécheresse de la bouche et demande de
l'eau fraîche. Durée ;o minutes.

XVI. — C..., 45 ans. Fibrome; métrorrhagies. Hystérectomie totale. Durée 45 minutes. Deux injections de scopolamine
morphine. Stovaïne : o gr. 07. Excellente anesthésie.

XVII. — C..., 35 ans. Annexite suppurée gauche. Castration totale. Deux injections de scopolamine morphine. Stovaïne: o gr. 07. Bonne analgésie. Deux vomissements pendant
l'opération.

XVIII. — B..., 21 ans. Annexite double. Ablation des deux
trompes. Conservation de l'utérus (Karl. Bec). Deux injections
de scopolamine morphine. Ponction : liquide coule à jet. Stovaïne : o gr. 10. Anesthésie parfaite. Durée de l'opération,
52 minutes.

XIX. — V..., 33 ans. Fibrome; hystérectomie totale. Durée
1 heure. Deux injections de scopolamine morphine. Stovaïne :
o gr. 10. Anesthésie parfaite.

XX. — M..., 34 ans. Grossesse tubaire gauche. Ablation de la trompe. Trois injections de scopolamine morphine : 0,0006 de scopolamine et 0,02 de morphine par injection. Cette dose forte est due à une erreur dans la préparation de la solution. Stovaïne : 0 gr. 08. Analgésie parfaite. Anesthésie profonde.

XXI. — Z..., 32 ans. Prolapsus Colporrhaphie antérieure. Colpopérinéorrhaphie postérieure, avec suture des releveurs. Amputation du col. Durée, 1 heure. Scopolamine 0,0012 et morphine 0,04 en deux injections. Stovaïne : 0 gr. 10. Bonne anesthésie.

XXII. — P..., 51 ans. Tumeur annexielle. Laparotomie. Ablation incomplète. Durée, 35 minutes. Scopolamine 0,0012 et morphine 0,04 en deux injections. Stovaïne : 0 gr. 10. Bonne analgésie. La malade n'a pas dormi et a entendu ce que l'on disait, et a demandé pourquoi l'on n'a pas pu tout enlever.

XXIII. — S..., 36 ans. Hernie inguinale droite. Deux injections de scopolamine morphine. Stovaïne : 0 gr. 10. Anesthésie excellente.

XXIV. — T..., 34 ans. Salpingite suppurée. Deux injections de scopolamine morphine. Stovaïne : 0 gr. 10. La malade était très impressionnée par la scopolamine. Forte pression du liquide céphalo-rachidien. Bonne anesthésie, quoique l'opération soit longue et difficile (1 heure 1/4). On a cependant donné quelques bouffées de chloroforme au milieu de l'intervention, la malade gémissant un peu.

XXV. — B..., 30 ans. Grossesse tubaire droite. Ablation. Durée 40 minutes. Deux injections de scopolamine morphine. Issue du liquide céphalo-rachidien sans pression. Stovaïne : 0 gr. 10. Bonne analgésie. La malade étant un peu préoccupée de son opération, on lui donne quelques bouffées de chloroforme.

XXVI. — C..., 51 ans. Fibrome et hydrosalpinx. Castration totale. Durée 1 heure 1/4. Deux injections de scopolamine morphine. Ponction difficile, on pénètre à la quatrième piqûre. Stovaïne : 0 gr. 10. Bonne analgésie. Deux c. c. chloroforme vers milieu de l'opération, la malade se plaignant.

XXVII. — M..., 50 ans. Myome dégénéré. Durée, 40 minutes. Deux injections de scopolamine morphine. Stovaïne : 0 gr. 10. Bonne anesthésie. Vers la fin, quelques efforts de vomissements.

XXVIII. — G..., 43 ans. Néoplasme du col. Wertheim. Durée 50 minutes. Trois injections de scopolamine morphine. Stovaïne : 0 gr. 10. Bonne anesthésie.

XXIX. — P..., 43 ans. Néoplasme du corps. Wertheim. Durée 45 minutes. Deux injections de scopolamine morphine. Bonne anesthésie. Vers la fin, a mal au cœur. Vomissements.

XXX. — M..., 13 ans. Fibrome. Hystérectomie totale. Durée 15 minutes. Deux injections de scopolamine morphine. Stovaïne : o gr. 10. Bonne anesthésie.

XXXI. — B..., 42 ans. Wertheim. Durée 1 heure. Trois injections de scopolamine morphine. Écoulement à gouttes. Stovaïne : o gr. 10. Anesthésie nulle. On donne éther et chloroforme. En trois fois on arrête anesthésie générale, mais la malade sent de nouveau.

XXXII. — R..., 19 ans. Tumeur annexielle. Durée 50 minutes. Deux injections de scopolamine morphine. Stovaïne : o gr. 10. Bonne anesthésie.

XXXIII. — A..., 17 ans. Fibrome. Hystérectomie. Durée 1 heure. Deux injections de scopolamine morphine. Stovaïne : o gr. 10. Bonne anesthésie. Cinq jours après, céphalées et douleurs lombaires. Malade névropathe. Guérison.

XXXIV. — V..., 39 ans. Kyste dermoïde tordu de l'ovaire gauche. Deux injections de scopolamine morphine. Stovaïne : o gr. 10. Bonne anesthésie.

XXXV. — G..., 32 ans. Fibrome. Hystérectomie. Durée 50 minutes. Deux injections de scopolamine morphine. Stovaïne : o gr. 10. Analgésie satisfaisante. On donne quelques bouffées de chloroforme au début.

XXXVI. — P..., 43 ans. Fibromyome. Opération longue et difficile. Hémostase difficile. Deux injections de scopolamine morphine. Stovaïne : o gr. 10. Analgésie incomplète nécessitant chloroforme.

XXXVII. — B..., 21 ans. Salpingite double. Hystérectomie totale. Deux injections de scopolamine morphine. Stovaïne : o gr. 10. Très bonne anesthésie.

XXXVIII. — R..., 33 ans. Salpingite suppurée. Castration totale. Deux injections de scopolamine morphine. Stovaïne : o gr. 10. Analgésie nulle. On donne 12 grammes de chloroforme.

XXXIX. — L..., 37 ans. Salpingite, castration totale. Deux injections de scopolamine morphine. Stovaïne : o gr. 10. Très bonne anesthésie.

XL. — B..., 37 ans. Hématocèle. Ablation de la poche. Deux injections de scopolamine morphine. Stovaïne : o gr. 10. Très bonne anesthésie. Malade ronfle pendant opération.

XLI. — G..., 46 ans. Kyste volumineux. Incision remonte au-dessus de l'ombilic. Deux injections de scopolamine morphine. Stovaïne : o gr. 10. Bonne anesthésie.

XLII. — P..., 39 ans. Eventration, cure radicale. *Scoliose très marquée.* On ne peut pénétrer dans canal médullaire. On fait anesthésie générale.

XLIII. — C..., 25 ans. Grossesse tubaire. Hématocèle.
Kyste de l'ovaire de l'autre côté. Conservation de l'utérus.
Deux injections de scopolamine morphine. Stovaïne : o gr. 10.
Anesthésie parfaite. Malade dort, ronfle pendant l'opéra-
tion.

XLIV. — C..., 27 ans. Laparotomie. Ablation d'une
masse annexielle gauche. Durée : 40 minutes. Deux injections
de scopolamine morphine. Stovaïne : o gr. 10. Anesthésie
parfaite. Quelques nausées à la fin de l'intervention.

XLV. — V..., 34 ans. Cure radicale d'hernie crurale gauche.
Deux injections de scopolamine. Stovaïne : o gr. 10. Bonne
anesthésie.

XLVI. — R..., 17 ans. Métrite hémorrhagique avec doses
habituelles, malade dort bien dès le début de l'opération,
quelques gémissements vers la fin, mais la malade ne paraît
pas consciente.

XLVII. — B..., 50 ans. Lisfranc. Deux injections de scopolamine morphine. Stovaïne. o gr. 10. Anesthésie parfaite.

XLVIII. — H..., 43 ans. Wertheim. Scopolamine morphine
et stovaïne avec doses habituelles. Bonne anesthésie. Quelques efforts de vomissements vers la fin.

XL. — D..., 46 ans. Fibrome. Hystérectomie totale. Durée :
50 minutes. Deux injections de scopolamine. Stovaïne : 0 gr. 10.
Anesthésie parfaite pendant 40 minutes. Quelques nausées et
hoquets vers la fin.

L. — C..., 33 ans. Fibrome. Hystérectomie totale. Durée :
1 h. 30. Scopolamine et stovaïne à doses habituelles, mais
l'opération a été faite tardivement par rapport aux injections
de scopolamine, et en raison de l'anxiété de la malade on donne
quelques bouffées de chloroforme. En somme, anesthésie
mauvaise.

LI. — G..., 26 ans. Rétroversion adhérente. Deux injections de scopolamine morphine. Stovaïne : 0 gr. 10, 2 c. c. de
chloroforme.

LII. — P..., 31 ans. Grossesse tubaire. Hématocèle. Deux
injections de scopolamine morphine. Stovaïne : 0 gr. 10,
10 c. c. de chloroforme.

LIII. — M..., 39 ans. Hystérectomie pour fibrome. Durée :
40 minutes. Peu obnubilée par scopolamine. Stovaïne : 0 gr. 10.
Position inclinée. Anesthésie bonne.

LIV. — M..., 32 ans. Kyste ovaire volumineux. Incision
élevée. Scopolamine. Pas d'obnubilation. Stovaïne et position déclive rapide. Anesthésie complète.

LV. — G..., 30 ans. Bacillose annexielle. Hystérectomie totale. Opération difficile. Scopolamine. Stovaïne, et position inclinée. Bonne anesthésie. Quelques bouffées de chloroforme à la fin des sutures.

LVI. — B..., 50 ans. Wertheim. Opération rapide. Scopolamine. Stovaïne. Bascule immédiate, excellente anesthésie.

LVII. — L..., 41 ans. Tumeur ovarienne. Scopol. Stovaïne. Bascule. Très bonne anesthésie.

LVIII. — L..., 42 ans. Wertheim. Scopolamine. Stovaïne. Injection difficile. Anesthésie bonne pendant 3/4 d'heure. Un peu de chloroforme à la fin.

LIX. — Cr..., 57 ans. Fibrome et kyste ovarien. Durée : 1 h. 1/2. Scopolamine et stovaïne, doses ordinaires. Malade a dormi et ronflé.

LX. — M..., 56 ans. Wertheim. Durée : 1 heure. Scopolamine. Stovaïne. Bascule. Anesthésie parfaite.

LXI. — B..., 51 ans. Fibrome et annexite bacillaire. Castration totale. Bascule rapide. Anesthésie parfaite.

LXII. — V..., 46 ans. Cancer du vagin. Doses ordinaires. Bascule. Anesthésie parfaite.

LXIII. — C..., 11 ans. Fibrome. Hystérectomie. Doses ordinaires. Bascule rapide. Anesthésie parfaite.

LXIV. — G..., 11 ans. Kyste intra-ligamentaire. Doses ordinaires. Bascule. Anesthésie parfaite.

LXV.— M..., 38 ans. Annexite bilatérale. Castration totale. Doses habituelles. Bascule rapide. Anesthésie parfaite.

LXVI. — D..., 33 ans. Fibrome (Doyen). Scopolamine, *six millig.* Stovaïne : o gr. 10. Anesthésie parfaite.

LXVII. — M..., 46 ans. Kyste préherniaire. Scopolamine, *six millig.* Stovaïne : o gr. 10. Anesthésie parfaite.

LXVIII. — J..., 36 ans. Rétroversion. Raccourcissement lig. ronds. Scopolamine, *six millig.* Stovaïne : o gr. 10. Très bonne anesthésie.

LXIX. — Q..., 22 ans. Phlegmon périnéphrétique. Scopolamine. 3 millig. Stovaïne, o gr. 10. Parfaite anesthésie. Ces hautes doses de scopolamine furent injectées par suite d'une erreur de posologie.

LXX. — G..., 24 ans. Annexite bilatérale. Conservation utérus. Scopolamine, 6 millig. Stovaïne : o gr. 10. Anesthésie excellente. A ronflé tout le temps. Après opération, ne se rappelle de rien.

LXXI. — B…, 41 ans. Fibrome. Castration totale. Deux inject. de scopolamine morphine. Stovaïne : o gr. 10 dans 5 c. c. mélange. Bascule rapide. Bonne anesthésie.

LXXII. — R…, 33 ans. Grossesse tubaire droite. Ablation. Pas de scopolamine. Stovaïne : o gr. 10. Bascule rapide. Anesthésie parfaite. A la fin de l'opération, issue des matières, mais la malade avait pris de l'huile de ricin la veille au soir.

LXXIII. — G…, 38 ans. Kyste tubo-ovarien gauche. Hydrosalpinx droit. Pas de scopolamine. Stovaïne : o gr. 10. Bonne analgésie. Petits mouvements à la fin de l'opération.

LXXIV. — C…, 32 ans. Rétroversion adhérente. Plicature des ligaments ronds et utéro-sacrés. Deux injections de scopolamine morphine. Stovaïne : o gr. 10. Analgésie et anesthésie parfaites.

LXXV. — C…, 33 ans. Rétroversion adhérente. Deux injections scopolamine. Stovaïne : o gr. o Anesthésie excellente.

LXXVI. — M…, 44 ans. Fibrome. Castration totale. Deux injections scopolamine morphine. Stovaïne : o. c. 08. Durée : 50 minutes. Anesthésie excellente.

LXXVII. — M.. , 55 ans. Wertheim. Insuffisance aortique. Deux injections scopolamine morphine. Stovaïne : gr. 07. Anesthésie complète. A ronflé pendant l'opération.

LXXVIII. — G..., 47 ans. Epithelioma vulvaire. Deux injections scopolamine morphine. Stovaïne, o gr. 07. Bascule
immédiate, puis position horizontale pendant opération. Analgésie et anesthésie excellentes.

LXXIX.— J..., 40 ans. Pyosalpinx. Deux injections scopolamine morphine. Stovaïne : o gr. 06. Bonne analgésie. Mauvaise anesthésie. Déclare n'avoir rien senti. Durée, 55 minutes.

LXXX. — V..., 47 ans. Fibrome. Kyste de l'ovaire gauche.
Castration totale. Deux injections scopolamine. Stovaïne,
0,07. A dormi pendant 3/4 d'heure. Six c. c. chloroforme à la
fin de l'intervention.

LXXXI. M..., 41 ans. Kyste para-ovarien. Deux injections
scopolamine. Stovaïne : o gr. 05. Dort et ronfle pendant opé-
tion.

LXXXII. — T..., 40 ans. Annexite bilatérale. Castration
totale. Deux injections de scopolamine. Stovaïne : o gr. 05.
Bascule rapide. Bonne anesthésie.

LXXXIII. — P.. , 36 ans. Alexander. Deux injections de
scopolamine. Stovaïne : o gr. 05. Analgésie et anesthésie
parfaites.

LXXXIV. — L....., :9 ans. Grossesse tubaire. Récidive.
Deux injections de scopolamine. Stovaïne : o gr. o5. L'écoulement s'est fait à gouttes lentes. Bonne analgésie. A la fin de
l'opération, on donne 4 c. c. de chloroforme.

LXXXV. — C..., 39 ans. Myome de la vessie. Deux injections de scopolamine. Stovaïne : o gr. o5. Bonne anesthésie.

LXXXVI. — A..., 41 ans. Myome utérin. Deux injections
de scopolamine. Stovaïne : o gr. o5 dans 6 c. c. de mélange.
Ecoulement à gouttes lentes. Pas d'analgésie. Chloroforme :
quelques centimètres cubes.
Deux jours après, nouvelle opération. Stovaïne : o gr. o6.
Ecoulement à jet. Analgésie et anesthésie parfaites.

LXXXVII. — B..., 45 ans. — Eventration. Cure radicale.
Deux injections scopolamine. Stovaïne : o gr. o6. Bonne analgésie. Parle tout le temps de l'intervention.

LXXXVIII. — F...., 39 ans. Castration totale. Deux injections scopolamine. Stovaïne : o gr. o6. Bascule rapide. Analgésie et anesthésie absolues.

LXXXIX. — D..., 64 ans. Néoplasme du col étendu au
vagin. Wertheim. Durée, 1 h. 5. Deux injections de scopolamine morphine. Stovaïne : o gr. o7. Bascule rapide. Analgésie
et anesthésie complètes. A la fin de l'opération, respiration
superficielle, très faible, puis saccadée. Pouls radial impercep-

tible. Arrêt de la respiration au moment où l'on replace la malade en position horizontale. Battements du cœur conservés. On replace en Trendelenburg, on fait quelques mouvements de respiration artificielle, et la respiration se rétablit progressivement. Pouls à 96. Choc considérable. Malade parle une demi-heure après. Guérison.

XC. — P..., 41 ans. Myome du corps de l'u... rus. Myomectomie. Stovaïne : o gr. 05. Bonnes analgésie et anesthésie. Pouls 120, puis 84.

XCI. — B..., 48 ans. Fibrome (Doyen). Scopolamine. Stovaïne : o gr. 05, dans 5 c. c. de mélange. Très bonne anesthésie pendant 45 minutes. Quelques bouffées de chloroforme pendant les sutures.

XCII. — B..., 48 ans. Wertheim. Scopolamine. Stovaïne : o gr. 05. Dans 5 c. c. de mélange, analgésie et anesthésie bonnes.

XCIII. — R..., 57 ans. Wertheim. Scopolamine. Stovaïne : o gr. 10. Très bonne analgésie pendant l'opération. Durée 1 h. 1/8. Nausées à la fin et petit vomissement après l'opération.

XCIV. — D..., 24 ans. Grossesse tubaire droite. Scopolamine. Stovaïne : o gr. 07, dans 5 c. c. mélange. Bonne analgésie. La malade avait une insuffisance mitrale. Avant l'opération, pouls à 100. Cyanose des extrémités. Nausées à la fin de l'opération.

XCV. — T..., 48 ans. Fibrome. Incision longitudinale remontant à un travers de main au-dessus de l'ombilic. Souffle mitral. Éréthysme cardiaque. Scopolamine. Stovaïne : 0 gr. 08. Bonne anesthésie sans incident.

XCVI. — D..., 43 ans. Kyste du ligament large. Opération difficile. Durée 1 heure. Scopolamine. Stovaïne : 0 gr. 07, dans 5 c. c. mélange. Bascule rapide. Analgésie remonte au milieu du sternum. Bonne anesthésie.

XCVII. — R..., 52 ans. Wertheim. Scopolamine. Stovaïne : 0 gr. 08, dans 5 c. c. mélange. Bascule rapide. Analgésie et anesthésie complètes.

XCVIII. — C..., 50 ans. Fibrome. Hystérectomie subtotale. Malade diabétique, albuminurique. Deux injections scopolamine. Stovaïne : 0 gr. 07. Analgésie et anesthésie bonnes. Pouls 78. Après l'opération, pas d'augmentation du sucre ni de l'albumine. Suites simples. Se lève le quinzième jour.

XCIX. — L.. , 49 ans. Fibrome, péritonite suppurée avec $\theta = 38°$. Opération difficile. Durée 40 minutes. Deux injections de scopolamine morphine. Stovaïne : 0 gr. 08, dans 5 c. c. mélange. Bascule rapide à 30°. Avant opération : douleurs abdominales, pouls 120. Analgésie imparfaite, surtout au-dessus de l'ombilic, 4 minutes après injection. Inversion après 7 minutes. Analgésie suffisante, mais la malade gémit. Un quart d'heure après injection, pâleur de la face, calme, indifférence absolue, malgré tractions très fortes. Pouls 110.

C. — M..., 31 ans. — Enorme fibrome avec vessie adhérente sur la face antérieure. Opération laborieuse. Durée 1 heure 1/2. Deux injections de scopolamine morphine. Stovaïne: 0 gr. 07, dans 5 c. c. mélange. Malade peu impressionnée par la scopolamine. Analgésie, anesthésie excellentes. Vasoconstriction de la face. Position très inclinée. Quelques c. c. de chloroforme aux sutures. Aucun choc consécutif.

CI. — G..., 64 ans. Néoplasme de l'utérus. Wertheim. Durée 1 heure 1/2. Scopolamine : deux injections. Stovaïne : 0 gr. 09, dans 4 c. c. mélange. Bascule rapide. Début 5 minutes après. Pendant : analgésie et anesthésie parfaites. Vasoconstriction de la face. Pouls régulier, 92. Réflexes abolis. Paralysie des membres inférieurs. Après opération : pas de choc. Malade déclare avoir dormi ; elle ne s'est même pas rendu compte qu'on l'avait opérée.

CII. — C..., 38 ans. Fibrome. Hystérectomie. Durée 45 minutes. On n'a pas fait de scopolamine afin de voir si l'on obtient tout de même l'état d'indifférence. Ponction facile. Stovaïne : 0 gr. 09, dans 5 c. c. de mélange. Ponction inclinée à 30° environ. Début 5 minutes après injection. A ce moment, on note de l'analgésie et de l'indifférence nette. Puis, au bout de 10 minutes, est survenu un état nauséeux avec vomissements La malade se plaint. Pouls 110, puis 64. Respiration normale. A la fin de l'opération, la malade a mal au cœur, mais dit n'avoir rien senti.

CIII. — C..., 32 ans. Grossesse tubaire droite. Hemato-
cèle. Opération rapide. Deux injections de scopolamine : peu
impressionnée. Ponction difficile. On pénètre dans le sac
sous-arachnoïdien après plusieurs essais infructueux. Écoulement à gouttes rares et teintées de sang, puis à gouttes rapides
lorsqu'on a tourné l'aiguille. Stovaïne : 0,072 dans 5 c. c.
mélange. Bascule rapide. Début : opération 5 minutes après
injection. Analgésie parfaite. Anesthésie incomplète. Angoisse.
Agitation, s'inquiète de ce qu'on lui fait. A la fin de l'opération, on l'interroge : elle n'a rien senti, elle parle intelligemment. Elle a déjà été endormie à l'éther et préfère ce nouveau
procédé d'anesthésie. Hauteur de l'analgésie ; ligne interma-
mellaire.

CIV. — D..., 37 ans. Grossesse tubaire gauche. Ablation.
Durée 30 minutes. Non impressionnée par deux injections de
scopolamine morphine. Elle est inquiète. Ponction . liquide à
jet. Stovaïne : 0 gr. 08 dans 4 c. c. de mélange. Bascule rapide
à 10°. Début 4 minutes après. Analgésie parfaite. Anesthésie
médiocre. Elle s'inquiète de ce qu'on lui fait. A la fin de l'opération, elle dit n'avoir rien senti. Elle croit qu'on ne l'a pas
opérée. Perte de la notion du temps. Elle croit être restée
10 minutes sur la table.

CV. — P..., 38 ans. Prolapsus utérin. Opération Chautat-
Wertheim. Durée 1 h. 10. Non impressionnée par deux injections de scopolamine morphine. Ponction difficile ; gouttes
espacées qu'on recueille dans capsule. On fait l'injection de
stovaïne : 0 gr. 08 dans 3 c. c. de mélange. Bascule rapide et
on redresse après 4 minutes. Analgésie et anesthésie excellentes. Pouls 76. Vaso-constriction de la face.

5

CVI. — P..., 49 ans. Fibrome. Néoplasme du col. Wertheim. Durée 1 h. 20. Non impressionnée par scopolamine. Écoulement à gouttes rapides. Stovaïne : 0 gr. 09. 5 c. c. de mélange. Bascule rapide. Incision 5 minutes après. Analgésie parfaite. Anesthésie médiocre : malade ne souffre pas, mais est inquiète, sent les tractions. Et à la fin de l'opération, on lui donne 1 c. c. de chloroforme sans l'endormir. Vaso-constriction de la face. Pouls à 64. Fort. Disparition de l'analgésie 1 h. 30 après injection.

CVII. — P..., 49 ans. Fibrome pédiculé. Ablation. Prolapsus : Karl-Bec. Durée 30 minutes. Malade assez impressionnée par deux injections de scopolamine. Stovaïne : 0 gr. 07 dans 5 c. c. de mélange. Analgésie, indifférence complète. Cependant elle n'a pas dormi.

CVIII. — C..., 49 ans. Hernie crurale droite étranglée. Pas de scopolamine. Stovaïne : 0 gr. 07. Analgésie et anesthésie excellentes. La malade a été opérée il y a 5 jours sous anesthésie générale pour cancer du sein. Elle préfère la stovaïne, car elle n'est pas fatiguée, n'a pas envie de vomir. 20 minutes après intervention, elle est encore très obnubilée, elle dort, répond bien aux questions et semble immédiatement retomber dans le sommeil.

CIX. — R..., 28 ans. Ovarite suppurée. Ablation de la trompe. Durée 40 minutes. Très impressionnée par scopolamine. Stovaïne : 0 gr. 08. Bascule rapide. Analgésie, anesthésie parfaites. Pouls 110. Obnubilation persiste après opération. Vaso-constriction de la face.

CX. — P..., 28 ans. Castration totale. Un peu impressionnée par une seule injection de scopolamine. Stovaïne : o gr. 07 dans 4 c. c. de mélange. Écoulement à gouttes rapides. Très bonne analgésie. Anesthésie pendant 3/4 d'heure. Au bout d'une heure, on donne quelques bouffées de chloroforme. Durée de l'opération 1 h. 1/4.

CXI. — B..., 48 ans. Annexite suppurée. Très impressionnée par deux injections de scopolamine. Stovaïne : o gr. 07. Bon écoulement. 4 c. c. de mélange. Position inclinée à 25°. Au bout de 15 minutes après l'injection, la malade a de la cyanose, la respiration se ralentit, puis s'arrête. Respiration artificielle et massage du cœur sans résultat. Il s'agissait d'une malade ayant un très mauvais état général. Très pâle, dyspnéique avec de la fièvre. Autopsie : hydrothorax double, surtout à droite. Néphrite chronique.

CXII. — L..., 60 ans. Kyste ovaire gauche. Deux injections de scopolamine morphine. Malade dort avant l'intervention. Elle ne peut se tenir assise pendant la ponction lombaire. Stovaïne : o gr. 05. Bascule progressive et peu prononcée. Analgésie, anesthésie excellentes. Malade ronfle pendant toute l'intervention qui dure 40 minutes. Elle dort encore une demi-heure après. Pouls reste à 72

CXIII. — V..., 28 ans. Ablation annexes droites. Malade rouge et somnolente après deux injections de scopomaline morphine. Stovaïne : o gr. 05. Bascule lente. Analgésie et anesthésie parfaites. L'indifférence incomplète au début de l'intervention persiste plus de 20 minutes après la fin, l'opération ayant duré 35 minutes.

CXIV. — B..., 25 ans. Péritonite suppurée. Deux injections de scopolamine morphine. Stovaïne : o gr. 06, dans 5 c. c. mélange. Bascule légère. Analgésie parfaite pendant 50 minutes. On donne 3 c. c. de chloroforme pour les sutures.

CXV. — B..., 44 ans. Fibrome. Malade très impressionnée par deux injections de scopomaline morphine. Liquide céphalorachidien coule à jet. Stovaïne : o gr. 07. Anesthésie parfaite. Malade dort pendant l'opération, qui a duré plus d'une heure.

CXVI. — C..., 29 ans. Kyste intra-ligamentaire gauche. Malade peu impressionnée par deux injections de scopolamine morphine. Liquide coule à jet. Stovaïne : o gr. 06 dans 3 c. c. mélange. Analgésie parfaite. Malade très calme pendant l'opération, durée 30 minutes, sans cependant dormir.

CXVII. — G..., 23 ans. Kyste dermoïde bilatéral. Conservation de l'utérus et de la trompe droite. Malade assez impressionnée par la scopolamine. Ecoulement à gouttes rapides. Stovaïne: o gr. 06 1/2. Bascule rapide. Analgésie et anesthésie bonnes. Durée une demi-heure.

CXVIII. — B..., 40 ans. Fibrome intra ligamentaire. Kyste dermoïde de la paroi antérieure du vagin. Deux injections de scopolamine morphine. Stovaïne : o gr. 07. Bascule rapide. Bonne analgésie. Anesthésie mauvaise : gémissements, plaintes. Elle dit cependant n'avoir rien senti et ne se rappelle de rien.

CXIX. — N..., 40 ans. Wertheim. Deux injections de scopolamine morphine. Écoulement à gouttes rapides. Stovaïne :
0 gr. 10. Bascule rapide. Analgésie insuffisante, nécessitant
chloroforme à très petites doses. On a utilisé une nouvelle
solution de stovaïne.

CXX. — Ch...., 26 ans. Salpingite. Ablation de la trompe
gauche. Deux injections scopolamine. Ponction facile, liquide
à jet. Stovaïne : 0 gr. 07. Bascule légère. Analgésie insuffisante. Inquiétude, appréhension. On donne 12 c.c. chloroforme
pendant l'opération, qui a duré une heure. (Nouvelle solution
de stovaïne).

CXXI. — L..., 21 ans. Salpingite double. Hystérectomie
totale. Appendicectomie. Malade peu impressionnée par la
scopolamine. Écoulement à gouttes rapides. Stovaïne : 0 gr. 07
dans 5 c.c. mélange. Bascule rapide. Analgésie après 4 minutes. Anesthésie parfaite. Pouls, 130 au début, 120 à la fin.
Eréthysme cardiaque. Pâleur de la face. Durée : 1 heure. On
a utilisé une solution de stovaïne autre que celle injectée dans
les deux cas précédents.

CXXII.— G..., 40 ans. Colpo-périnéorrhaphie et raccourcissement des ligaments ronds. Quatre incisions. Durée : 1 h. 1/4.
Deux injections scopolamine morphine. Écoulement à gouttes
rapides. Stovaïne : 0 gr. 09. 5 c.c. de mélange. Bascule pendant 5 minutes et position horizontale pendant l'opération.
Analgésie et anesthésie absolues. Pâleur de la face. Pouls
à 80.

CXXIII. — J..., 38 ans. Exploration utérine. Crayon de
chlorure de zinc. Durée, 30 minutes. Deux injections scopolamine. Stovaïne : o gr. 10. Bascule immédiate, puis position
horizontale. Analgésie parfaite. Malade très calme, mais répondant bien à différentes questions au sujet de sa maladie.

CXXIV. — M..., 46 ans. Fibrome. Hystérectomie. Deux
injections scopolamine morphine. Stovaïne : o gr. o8. Analgésie excellente. La malade était agitée avant l'opération. Cet
état persiste ; inquiétude, plaintes, etc., soif ardente, nausées
qui sont un peu gênantes au moment des sutures. Face reste
colorée, pouls à 60. A la fin de l'opération, on sonde la malade,
on retire 20 c.c. qui représentent la secrétion urinaire pendant
une heure.

CXXV. — B..., 29 ans. Castration totale. Scopolamine.
Deux injections. Stovaïne : o gr. o6. La ponction est facile,
malgré une scoliose lombaire. Analgésie et anesthésie parfaites. Durée, 45 minutes.

CXXVI. — M..., 29 ans. Grossesse tubaire droite. Opération rapide ; durée, 30 minutes. Malade non impressionnée par
scopolamine, dont on a une nouvelle solution. Ecoulement à
jet. Stovaïne : o gr. 07, dans 5 c.c. mélange. Bascule légère.
Analgésie nulle après 4 minutes, encore incomplète après
8 minutes. A l'incision, la malade se plaint ; en réalité, pas de
douleur, la malade l'ayant affirmé à la fin de l'opération.
Anesthésie mauvaise, agitation, nausées, vomissements glaireux et bilieux en deux fois. Pendant les sutures, on parle avec

la malade, qui est gaie et répond bien aux questions. Pouls est
tombé à 54, puis remonte à 84. Urines claires et abondantes
avant l'opération, on en retire 300 grammes environ après
l'opération, qui n'a duré que 25 minutes.

CXXVII. — A..., 45 ans. Fibrome. Kyste ovarien. Opération rapide. Malade très impressionnée par scopolamine : elle
dort à son arrivée dans la salle d'opération. Stovaïne : o gr. 06.
Analgésie et anesthésie parfaites.

CXXVIII. — L..., 21 ans. Dilatation anale pour fissure. Pas
de scopolamine. Stovaïne : o gr. 03, dans 2 c.c. 1/2 de mélange. Analgésie anale et périnéale après 3 minutes, n'atteignant pas le pubis, s'arrêtant aux genoux, sans paralysie des
membres inférieurs. Les fourmillements ont commencé dans
la jambe gauche. Insensibilité absolue pendant la dilatation,
qui est très facile. A la fin de l'opération, 20 minutes après
injection, on constate que l'analgésie ne dépasse pas les épines
iliaques antérieures et inférieures. Paralysie des membres inférieurs. Conservation des mouvements dans les pieds, avec
diminution du réflexe patellaire. Abolition des réflexes rotu-
liens. Analgésie thermique du périnée. Conservation de la
sensibilité au contact. A noter que l'on n'a pas fait d'inclinaison.

CXXIX. — C..., 25 ans. Dilatation anale pour fissure. Pas
de scopolamine. Stovaïne : o gr. 04. Ponction assise pendant
cinq minutes, puis position horizontale. Dilatation anale, cinq
minutes après l'injection. Bonne analgésie. Résolution complète.

CXXX. — R..., 41 ans. Fibrome. Hystérectomie totale. Malade très impressionnée par la scopolamine. Stovaïne : o gr. 05 dans 5 c.c. mélange. Analgésie et anesthésie parfaites. Pouls, 120. La malade, qui avait eu des hémorrhagies abondantes, était très pâle avant et après l'opération. Après opération, elle a encore sommeil et ne peut croire qu'elle est opérée. Pas de choc.

CXXXI. — G..., 45 ans. Appendicectomie et castration totale. Très impressionnée par la scopolamine. Stovaïne : o gr. 07. Bascule rapide. Analgésie et anesthésie excellentes. Cependant, elle a eu soif, et quelques nausées à la fin. Elle déclare n'avoir rien senti et avoir dormi.

Outre ces observations que nous venons de rapporter, nous devons dire que notre Maître, le Professeur Pollosson, et ses assistants, ont continué à pratiquer la rachistovaïnisation dans toutes les opérations gynécologiques. Actuellement, nous possédons plus de 170 cas de rachistovaïnisation. Nous ne les rapportons pas, ces observations étant assez similaires.

Cependant il en est de fort intéressantes que l'on pourra trouver insérées, dans le cours de ce travail, au chapitre Physiologie et au chapitre Accidents.

Nous avons en outre consulté tous les ouvrages et statistiques que nous avons pu trouver sur la rachianesthésie. Monsieur Billon a mis à notre disposition,

avec la plus grande amabilité, ce dont nous le
remercions vivement, la plupart des publications sur
la stovaïne et la rachistovaïnisation. Nous croyons
intéressant de donner ici quelques chiffres. Nous
avons relaté près de 30,000 cas de rachianesthésies,
mais nous ne citerons que les statistiques les plus
importantes.

M. Tuffier a fait plus de 2,000 rachianesthésies
sans qu'il ait eu à déplorer des accidents graves, ni
paralysies persistantes, ni mort.

Chaput : plus de 800 cas. Echecs 8°/₀. Une paralysie transitoire de la 6ᵉ paire (syphilis). Céphalées
2°/₀. Syncopes 4. Mort 1.

Kendirdjy : 625 cas. Ni syncope ni mort. Céphalées légères fréquentes. Insuccès rares.

Legueu : 350 cas. Insuccès : un septième des cas.
2 syncopes. 4 céphalées graves. 1 parésie des membres inférieurs. 2 paraplégies incomplètes.

Albarran : 135 cas. Insuccès : 7. 1 syncope. 2 céphalées et vomissements exceptionnels.

Pauchet : 300 cas. Insuccès : 1 sur 10. 3 fois sur
10 cas, incidents : pâleur, vomissements, ralentissement du pouls, céphalées.

Beurnier : 201 cas. Insuccès : 15. Céphalées, 10.
Paralysie des sphincters, 1. Mort, 1.

Abadie : 129 cas. Echecs : 6. Céphalées, 3. Pas
d'accidents sérieux.

Jonnesco : 1,226 cas (statistiques 1908 et 1909).
Pas de mort ni accidents importants.

Bier : plus de 2.000 cas. Echecs, 4 °/₀. Vomissements rares. Deux morts chez malades qui n'auraient pas pu supporter l'anesthésie générale.

Kader : 1.900 cas. Huit arrêts passagers de la respiration. Trois morts que l'auteur ne crut pas devoir imputer à la méthode.

Krönig : 1.200 cas. Vomissements 6 %. Céphalées passagères, 12. Une mort : cancer très étendu de l'utérus.

Clinique chirurgicale de Francfort : 300 cas. Echec 3 %. Etat syncopal 6 fois.

Körte : 1.800 cas. Insuccès, 9 %. Syncopes, 8. Céphalées graves, 17. Paralysie du moteur oculaire externe, 1. Une mort.

Sellheim : 1.000 cas. Anesthésie nulle, 2,3 %. Nausées et vomissements, 20 %. Paralysies transitoires : 1 du radial, 9 du péronier. Une mort.

Sonnenburg : 1.181 cas. Echecs, 8 %. Cinq cas de syncopes. Trois paralysies de l'abducteur de l'œil. Une paralysie faciale. Trois morts par méningite chez des septicémiques.

Brunning : 2.000 cas. Plusieurs cas de douleurs persistantes dans les membres inférieurs. Deux de psychoses post-opératoires. Morts, 3.

Munchmeyer : plus de 1.000 cas. Insuccès, 2,3 %. Vomissements, 4,4 %. Etat syncopal, 9 fois. Mort, 1 cas. Céphalées, 7 %. Paralysies transitoires, 7. Deux cas d'hystérie traumatique.

Zahradnicky : 1.650 cas. Echecs, 7 %. Vomissements, 9 %. Accidents syncopaux, 8 fois. Céphalées, 5 %. Pas de mort.

Alessandri : 718 cas. Insuccès, 12 °/₀. Accidents rares. Céphalées, 8 °/₀. Ni mort ni collapsus.

Barker : 300 cas. Insuccès, 7 °/₀. Céphalées, 3 °/₀. Pas d'accidents graves.

Pringle : 100 cas. Insuccès, 7. Un cas de syncope passagère. Une mort.

Accidents

Des accidents plus ou moins graves peuvent survenir, soit au cours de la rachistovaïnisation, soit consécutivement.

Accidents immédiats. — Pendant l'opération faite sous anesthésie lombaire, on peut voir survenir des nausées et des vomissements, du relâchement des sphincters et des troubles du côté des appareils circulatoire et respiratoire.

Uu certain nombre de malades rachistovaïnisés sont dans un véritable état nauséeux, et parfois on voit apparaître des vomissements. L'apparition de l'état nauséeux est rapide, les malades se plaignent d'avoir mal au cœur, c'est une sensation de mal de mer. Ils font quelques efforts, la plupart du temps sans évacuation gastrique, et d'autres fois ce sont des vomissements glaireux ou bilieux très peu abondants. On peut également observer ces faits à la fin de l'opération. Sur 130 cas observés, nous avons vu 12 fois apparaître l'état nauséeux, et chez cinq autres opérées il y a eu de véritables vomissements.

Le relâchement des sphincters se produit quelquefois. Nous avons observé un seul cas de relâchement du sphincter anal avec évacuation des matières au cours d'une intervention.

Ce ne sont là que de petits incidents sans grande importance, mais des manifestations plus graves peuvent se produire du côté de l'appareil circulatoire et de l'appareil respiratoire.

En général, on voit apparaître, 10 à 15 minutes après l'injection de stovaïne dans le sac lombaire, lorsque les malades sont mis immédiatement en position élevée du bassin, de la pâleur de la face, parfois quelques sueurs, et du ralentissement du pouls qui tombe à 60, 55 et même 50 pulsations à la minute. Ces faits, qui semblent traduire une intoxication médicamenteuse, coïncident avec l'apparition de l'état nauséeux, et l'établissement de l'indifférence et de l'obnubilation. Puis, au bout de 30 à 40 minutes, tout rentre dans l'ordre. Nous avons observé ces phénomènes chez la plupart de nos opérées au cours d'une anesthésie normale.

Il peut arriver que ces symptômes s'aggravent et deviennent une menace de collapsus. Les syncopes cardiaques sont rares, surviennent immédiatement après la phase de vaso-constriction céphalique et de sueurs froides, le pouls devenant imperceptible et filiforme. Quelques auteurs en ont signalé des cas, mais ces accidents sont assez facilement jugulés par

l'injection sous-cutanée ou intraveineuse de médicaments toni-cardiaques.

Pour nous, les phénomènes circulatoires n'ont
jamais atteint cette gravité et se sont bornés à de
la vaso-constriction de la face, quelques sueurs avec
ralentissement du pouls.

Du côté de l'appareil respiratoire, il existe une
modification de la respiration. Dans une rachianesthésie à la stovaïne normale, la respiration est superficielle et ralentie. Cette modification indique une
action sur le bulbe et les racines du pneumogastrique. Un certain nombre de malades se plaignent de
gène respiratoire, d'une sensation d'étouffement, et
cette respiration superficielle est alors entrecoupée
de mouvements inspiratoires profonds. Le nombre
des respirations est en général diminué et tombe à
16, 15 par minute. On a signalé un certain nombre
de syncopes respiratoires, qui sont le véritable danger de la rachistovaïnisation.

Nous devons rapporter deux cas de ce genre, une
syncope respiratoire passagère, et une autre où la
respiration artificielle fut sans effet et la mort sur-
vint.

Dans ce cas d'arrêt passager de la respiration, il
s'agissait d'une malade de 65 ans, atteinte d'un néoplasme très étendu du col de l'utérus. Elle était dans
un état de cachexie assez marquée. La dose injectée
fut de 0.07 cent. et l'opération très étendue dura
1 h. 1/4. Pendant l'opération, la malade fut très pâle
le pouls était faible, la respiration très superficielle.
Une heure après la rachistovaïnisation, la gène res-

piratoire augmente, et au moment des sutures de la
paroi, on replace la malade en position horizontale,
et la respiration s'arrête. Le pouls radial n'est plus
perçu, les réflexes oculaires disparus. Le cœur bat
cependant. On replace la malade en position déclive,
et on fait quelques mouvements de respiration artificielle qui suffisent à rétablir la respiration, et tout
rentre dans l'ordre.

Il s'agissait bien là d'une syncope respiratoire par
paralysie bulbaire, due à l'action directe du médicament. La malade était cachectique, l'opération
grave, et l'on fit passer trop rapidement d'une position déclive forte à la position horizontale. Tous ces
faits expliquent cette alerte du côté de l'appareil respiratoire.

Dans le second cas, il s'agissait d'une malade âgée
de 48 ans, présentant une annexite suppurée, avec
mauvais état général, fièvre, pâleur des téguments
et dyspnée très marquée, son état semblait indiquer
une opération d'urgence. On lui fit 7 cent. de stovaïne
dans 4 c. c. de mélange, et on la mit en position
déclive à 25°. Quinze minutes après l'injection, la
malade a de la cyanose, la respiration se ralentit,
puis s'arrête.

La respiration artificielle et le massage du cœur
furent sans résultat. A l'autopsie, on trouve un
hydrothorax double, plus abondant à droite. Du côté
des reins, on a des lésions de néphrite chronique.
L'examen du système nerveux ne put être fait.

L'épanchement pleural avait passé inaperçu, et
contrindiquait tout mode d'anesthésie, et particuliè-

rement la rachianesthésie. En présence de l'état général, on avait d'abord hésité d'entreprendre une intervention, puis elle fut décidée. Cette observation montre le danger de la syncope respiratoire irrémédiable dans les affections avec troubles mécaniques de la respiration. L'anesthésie lombaire est formellement contrindiquée, et nous avons trouvé dans les statistiques de rachianesthésie plusieurs cas de mort survenus au cours d'interventions pour empyèmes. Seule l'anesthésie locale pourra mettre le chirurgien à l'abri de tels accidents.

Nous avons eu à déplorer un second cas de mort survenu dans les conditions suivantes. C'était une femme atteinte de cancer du col de l'utérus, très obèse, à laquelle on injecta 7 cent. de stovaïne. Pendant l'injection, il se perdit une certaine quantité du mélange contenu dans la seringue, et comme l'opération devait être longue, on fit mettre rapidement la malade en position très inclinée. Au moment de l'incision cutanée, c'est-à-dire 7 minutes environ après l'injection, la malade pâlit considérablement, la respiration devint très faible, puis s'arrêta, sans qu'aucun des moyens employés dans ce cas (respiration artificielle, tractions rythmées de la langue) puissent rétablir la respiration.

A l'autopsie on trouva de l'œdème du poumon droit, avec conjestion des deux bases. Le cœur, très gras, était arrêté en systole. La moelle était très congestionnée. On trouve une petite hémorragie à la partie antérieure du 4e ventricule.

Cette position inclinée trop rapide et trop accentuée, semble devoir être incriminée. En outre, la masse considérable de la paroi abdominale, de l'épiploon et de l'intestin a pu peser fortement sur le diaphragme et contribuer à l'arrêt de la respiration.

Nous avons trouvé dans la littérature médicale de ces dix dernières années un certain nombre de cas de morts survenues à la suite d'injection intra-arachnoïdienne de médicaments analgésiants. Nous ne parlerons pas des morts par rachicocaïnisation, dont l'analyse a été faite par M. Tuffier dans un ouvrage : *la Rachicocaïnisation*. Mais des morts ont pu être attribuées à la stovaïne, la tropacocaïne, la novocaïne, etc..., et ce sont ces cas que nous rapportons :

1. *Anonyme*. — F..., Stovaïne : o gr. o1. Mort 48 heures après. A l'autopsie, méningite suppurée (Cas rapporté par Chaput à la Société de Chirurgie, 1904).

2. *Chaput*. — H..., cachectique. Epanchement pleural suppuré. Stovaïne. Mort au début de l'opération. (Soc. Chir., 1906).

3. *Bosse (Hildebrandt)*. — Amputation de cuisse. Stovaïne. Mort le soir de l'opération par asphyxie. Autopsie : ecchymoses de la plèvre. (*Deut. med. Woch*, 1905).

6

4. *Deel:.* — II..., 72 ans. Péritonite aiguë. Stovaïne-adrénaline, 7 centig. Mort par collapsus 7 minutes après injection.
(*Münch. med. Woch.* 1906).

5. *Krecké.* — II..., 70 ans. Hernie étranglée. Stovaïne :
o gr. o5. Collapsus à la libération de l'anneau.

6. *Krönig.* — F... Cancer de l'utérus très étendu. Troubles cardiaques et bronchite purulente. Stovaïne et scopolamine morphine. Mort à la fin d'une opération de une heure et
demie.

7. *Dönitz.* — II..., 65 ans. Cancer pénien. Cachexie. Tropacocaïne, 0,13 cent. Anesthésie rapidement étendue jusqu'au
cou. Mort par paralysie respiratoire.

8. *Freund.* — F..., 75 ans. Myome utérin. Asthmatique,
cachectique. Stovaïne-adrénaline, 0,08 cent. Mort par paralysie respiratoire 8 minutes après injection.

9. *Veit.* — II..., 63 ans. Hypertrophie de la prostate. Mort
subite, 3 minutes après l'injection de 7 cent. de stovaïne. Autopsie : myocardite-néphrite.

10. *Bondy* (Sellheim). — Césarienne pour rétrécissement du
bassin, 8 centig. de stovaïne. Arrêt de la respiration 5 minutes
après l'injection, avant inclinaison en Trendelenburg. Rien à
l'autopsie. (Gynäck Runds, 1910).

11. *Hartman.* — Prostatectomie transvésicale. Stovaïne :
o gr. 07. Collapsus au moment de l'élévation du bassin. Mort
7 heures après, malgré caféine et sérum. (Soc. Chir., 1908).

12. *Delbet.* — H...., 71 ans. Mourant : hernie étranglée.
Mort 5 minutes après injection de o gr. 07 de stovaïne, par
arrêt de la respiration. (Soc. Chir., 1908).

13. *Delbet.* — F..., 75 ans. Hernie ombilicale étranglée
depuis 8 jours. Stovaïne : o gr. 08. A la fin de l'opération,
arrêt de la respiration, rétablissement de la respiration, puis
arrêt définitif. (Soc. Chir., 1908).

14. *Beurnier.* — Périnéorrhaphie. Mort quelques instants
après rachistovaïnisation. La malade avait été chloroformisée
un mois avant pour hystérectomie vaginale. (Soc. Chir.,
1908).

· 15. *Sonnenburg.* — Trois cas de mort survenue plusieurs
jours après rachistovaïnisation chez des malades septicémiques. A l'autopsie : méningite suppurée généralisée, et chez
une malade, méningite suppurée à méningocoques. (Cong.
Bruxelles, 1908).

16. *Körte.* — F..., 71 ans. Hernie crurale étranglée. Alypine
et suprarénine. Mort 20 minutes après injection. (Cong. Bruxelles, 1908).

17. *Kader.* — Opération sur l'estomac. Malade exsangue. Stovaïne : 0 gr. 07. Mort au moment des tractions sur l'estomac.

Pleurésie purulente. Mort au moment de l'incision cutanée.

Cancer du péritoine. Mort sur la table d'opération. (Cong. Bruxelles, 1908).

18. *Munchmeyer.* — H..., 49 ans. Empyeme. Stovaïne : 0 gr. 055. Forte position de Trendelenburg. Avant le début de l'opération, violente quinte de toux. Mort par arrêt de la respiration.

19. *Frantz.* — F..., 76 ans. Wertheim. Stovaïne et position de Trendelenburg. Mort par arrêt de la respiration au moment des sutures, l'opération ayant duré 1 heure 25. Autopsie : broncho-pneumonie des deux poumons. Artério-sclérose accentuée.

20. *Pringle.* — Hernie ombilicale étranglée. L'état de la malade interdisant le chloroforme, on injecte 0 gr. 06 de stovaïne. Mort à la fin de l'opération. *(British. Med. Journal, 1907).*

21. *Brunning.* — Sur 2,000 cas, trois morts : une par syncope respiratoire, une par hémorrhagie cérébrale et un cas par pyélonéphrite. (Cong. Bruxelles, 1908).

22. *Rehn.* — F..., 73 ans. Prolapsus utérin. Mort par méningite suppurée, 30 heures après l'intervention.

H..., 65 ans. Taille suspubienne. Après l'opération, état de choc persistant et mort le troisième jour. (Cong. Bruxelles, 1908).

23. *Hôpital Charlottenburg.* — H..., 79 ans. Cancer du rectum avec occlusion. Novocaïne. Mort dix minutes après l'injection.

H..., 82 ans. — Prostatectomie. Collapsus. Mort de choc le soir de l'opération.

24. *Brentano.* — F..., 71 ans. Hernie ombilicale. Alypine : 0,04. Mort par arrêt de la respiration et du pouls 10 minutes après l'injection.

25. *Bumm.* — Un cas de mort par la stovaïne.

26. *Mackenroth.* — Grossesse extra-utérine, avec inondation intra-péritonéale. Stovaïne. Mort pendant l'opération.

En faisant l'analyse de ces cas de morts, on trouve des malades rachianesthésiés chez lesquels une méningite a entraîné la mort un ou plusieurs jours après l'opération (cas anonyme, 3 cas Sonnenburg). Dans le premier cas, il faut incriminer une simple faute de technique, la malade ayant été infectée. Chez les malades de Sonnenburg, il s'agissait de septicémiques, et ce chirurgien pense que la rachianesthésie a fixé sur les méninges les microbes circulant dans le sang en déterminant un point de moindre résistance. Il y a donc lieu d'admettre une faute de technique et une faute contre les indications.

Les malades de Chaput, Munchmeyer, de Kader étaient des pleurétiques, et les troubles mécaniques de la respiration ont été pour quelque chose d'important dans la mort qui est survenue. Ces auteurs reconnaissent qu'ils auraient dû pratiquer une anesthésie locale.

D'autres fois, la mort s'est produite chez des infectés et des cachectiques (cas de Deetz, Krecke, Krönig, Frantz, 2 cas Delbet, Körte, 2 cas Kader, Pringle). En outre, les opérées de Krönig et Frantz, atteintes de cancer étendu de l'utérus, sont mortes à la fin d'une intervention de 1 h. 1/2.

Les malades de Frénard, de Veitz, de Krönig, de Frantz, étaient des cardiaques, des artério-scléreux et des bronchitiques.

Restent les quatre cas de Bosse, de Sellheim, d'Hartman et de Beurnier, chez lesquels aucune de ces raisons ne peut être invoquée comme étant la cause de la mort.

Quoi qu'il en soit, nous remarquons que la mort est survenue le plus souvent par arrêt de la respiration. La syncope respiratoire est le gros danger. Elle se produit quinze à vingt minutes après l'injection intra-rachidienne. Elle est à craindre, surtout avec des doses trop élevées, une position déclive trop forte (cas de Munchmeyer). Les infectés,

les cachectiques, les artério-scléreux et les pulmonaires y sont plus exposés.

La rachistovaïnisation a été la cause de morts
comme toute méthode de rachianesthésie. Mais
beaucoup de ces morts ont été déterminées plus
encore par une faute de technique ou par l'inexpérience des contre-indications.

Accidents consécutifs. — Les accidents qui peuvent
survenir à la suite de l'anesthésie lombaire et consécutivement à l'intervention, sont les élévations de
température, les céphalées et les rachialgies, les
vomissements et les rétentions d'urines, et enfin les
paralysies.

1° Elévations de température. — Plus fréquemment
signalées avec la cocaïne, ces ascensions thermiques
sont rares avec la stovaïne. Elles surviennent, en
général, le soir de l'opération, la température monte
à 39° et 40°, et le lendemain la chute se fait brusque-
ment ou progressivement pour retomber à 37° au
bout de deux ou trois jours. Ce symptôme passager
peut être fort ennuyeux, car on peut croire à une
infection du côté de la région opérée. Mais on se
tranquillisera en ne trouvant aucune modification du
pouls. La fréquence de ces hyperthermies est très
variable. Nous n'en avons observé que quatre ou
cinq cas. Cette complication semble devoir être
attribuée à une action directe sur les centres thermiques. Si cette élévation devait être en rapport avec
une infection méningée, on trouverait d'autres symptômes concomitants.

2° Céphalées. — Les céphalées post-stovaïniques

sont précoces ou tardives. Elles apparaissent le
lendemain ou le surlendemain de l'opération, ou
plus fréquemment au cinquième ou sixième jour.
Parfois légères, elles peuvent devenir intolérables,
c'est une douleur sourde, rarement lancinante,
marquée surtout dans les régions fronto-pariétales.
La position assise ou debout e   es douleurs.
Elles sont plus fréquentes chez l   ts nerveux ou
migraineux. Dans notre statistique, nous en relevons
seize cas, dont un seul fut inquiétant, la malade
ayant présenté, avec une céphalée intense, des vomissements et un état syncopal. Le tout céda au bromure en huit jours.

Le pourcentage de ces céphalées varie suivant
les auteurs entre huit et quinze pour cent.

La pathogénie de ces accidents, pour Guinard et
la plupart des chirurgiens, s'expliquerait par l'hypertension du liquide céphalo-rachidien consécutive à
une irritation méningée. Cette méningite aseptique
serait due à l'eau de la solution injectée ou au médicament lui-même. De là, pour la prévenir, faire
l'évacuation préventive et injecter des solutions
isotoniques. D'ailleurs, la ponction évacuatrice
tardive dans les céphalées rebelles donne de bons
résultats, ce qui serait encore en faveur de la théorie
de l'hypertension.

Dans notre technique, nous faisons toujours l'évacuation préalable du liquide céphalo-rachidien, et
n'injectons jamais la stovaïne sans l'avoir mélangée
avec 4 à 5 fois son volume de liquide céphalo-rachidien. Cependant, nous avons un nombre assez

considérable de céphalées. Nous avons remarqué que ces céphalées étaient survenues en série de quatre, cinq ou six cas. Comme notre technique était toujours rigoureuse, la faute pouvait en être à une solution de stovaïne plus ou moins bien préparée, et peut-être à l'état névropathique de nos malades. Bier a vu des céphalées si tenaces chez les sujets prédisposés, qu'il considère comme une contre-indication à la rachianesthésie l'existence antérieure de céphalées fréquentes.

En tous cas, ces céphalées disparaissent en général spontanément, elles cèdent assez facilement au pyramidon, à l'aspirine et au bromure, ainsi qu'à la dérivation intestinale (huile de ricin). On peut, dans les cas persistants ou graves, faire une ponction lombaire évacuatrice. Dans nos cas observés, nous n'avons pas eu besoin d'avoir recours à ce procédé.

Les rachialgies sont assez fréquentes mais très peu intenses, et moins durables que les céphalées. Personnellement, nous en avons eu un cas, et encore s'agissait-il d'une malade névropathe.

3° Les vomissements post opératoires sont rares, et c'est là un des gros avantages de la méthode.

4° Troubles urinaires. — Les rétentions d'urines ont été signalées assez fréquemment. Mais c'est là une complication courante dans toutes les interventions sur l'abdomen, quel que soit l'anesthésique employé.

Plus importante est la fonction de la stovaïne sur la fonction rénale, soit chez les individus normaux, soit chez les albuminuriques. La majorité des auteurs

admettent que la stovaïne fait apparaître parfois,
chez des sujets sains de l'albumine et des cylindres.
Chaput et Kendirdjy sur un grand nombre de malades
observés, n'ont jamais vu survenir de l'albuminurie.
Pour nous, l'examen des urines après rachistovaïnisation ne nous a jamais révélé d'albumine. D'ailleurs
ces lésions rénales seraient toujours légères et passagères.

Chez les albuminuriques, la rachistovaïnisation ne
nous a pas paru aggraver l'albuminurie. Albarran,
sur 33 albuminuriques rachistovaïnisés, a trouvé 21
fois une légère augmentation, et 11 fois une diminution de l'albumine.

L'action nocive de la stovaïne sur le rein est donc
loin d'être démontrée. Aussi l'albuminurie tout au
moins légère ne sera pas une contrindication formelle
à la rachistovaïnisation.

Les diabétiques supportent également bien ce procédé d'anesthésie. Nous avons eu une femme diabé-
tique-albuminurique ayant subi une rachistovaïnisation pour hystérectomie, sans le moindre inconvénient.

Les hématuries post-stovaïniques seraient des
phénomènes plus sérieux. Mackenroth en signale un
cas et Alessandri trois cas. Ces faits isolés n'ont rien
de démonstratif.

5° Paralysies. — Parmi les accidents consécutifs à la
rachianesthésie, les paralysies tiennent une grande
place, et il faut décrire : 1° les paralysies des muscles
de l'œil et de la face ; 2° les paralysies des membres
inférieurs et des sphincters.

En dehors de ces deux grands groupes que nous étudierons spécialement, on a signalé quelques cas de paralysie du radial du péronier, et du sciatique poplité externe, qui paraissent plutôt dus à des accidents de compression au cours de l'intervention.

Reynier rapporta à la Société de Chirurgie de Paris (1908), un cas de paralysie des quatre membres et des muscles du cou, avec guérison au bout de quinze jours. Ce fait semble devoir être mis sur le compte de l'hystérie.

Mingazzini (de Rome) rapporte un cas de myasthénie pseudo-paralytique après rachistovaïnisation chez un malade de 16 ans, alcoolique et antécédents nerveux héréditaires. Ce malade eut des céphalées violentes, des vertiges, des attaques convulsives à type hystérique, et des troubles parétiques. Cet état persista plus de huit mois. L'auteur n'hésite pas à le mettre sur le compte de la stovaïne (*Revue neurologique, 1908*).

Paralysie des muscles de l'œil et de la face. — Ces paralysies comprennent : un cas de paralysie du facial et de l'hypoglosse : guérison au bout de huit jours (Sonnenburg); et quarante-quatre cas de paralysie du moteur oculaire externe. Adam, le premier, signala cette complication de la rachianesthésie. Strauss a réuni 32 cas, dont 22 avec la stovaïne, 8 avec la novocaïne, et 2 avec la tropacocaïne (*Munch. med. Woch. 1906*).

Depuis, nous avons trouvé douze cas plus récents. 3 cas de Sonnenburg, un cas de Chaput, un cas de Rochard, un cas de Blanluet-Caron, 2 cas de Wiener, 3 cas de Frantz, et un cas de Golstein et Caplesco, tous consécutifs à des rachistovaïnisations.

La cause de ces paralysies est assez difficile à établir. Adam explique le cas qu'il a signalé par des hémorrhagies dans le noyau de la 6ᵉ paire survenues à la suite des variations de pression dans le canal rachidien.

D'autres admettent une action directe du médicament sur le noyau de la 6ᵉ paire, qui est situé beaucoup plus superficiellement par rapport au plancher ventriculaire que les autres noyaux, et serait ainsi plus exposé à l'action de la stovaïne. En outre, Spielmeyer fait remarquer que ce noyau étant composé d'un petit nombre de cellules, l'altération de quelques-unes d'entre elles retentit d'une façon plus manifeste sur le nerf.

Un certain nombre de cas de paralysie de la 6ᵉ paire ont débuté par des vertiges, et voici l'explication que donnent Bounier, Roeder et Loeser : L'irritation labyrinthique s'accompagne souvent de paralysie de la 6ᵉ paire ; dans les lésions stovaïniques de la papille, baignée par le liquide céphalo-rachidien et par conséquent très exposée à l'action du toxique, le moteur oculaire externe sera le plus touché en raison de ses connexions étroites avec l'appareil labyrinthique.

Quoi qu'il en soit, ces paralysies surviennent le plus souvent chez des syphilitiques (Chaput, Wiener), chez des albuminuriques (Blanluet-Caron), ou chez des alcooliques. Quelques cas, enfin, sont survenus chez des opérés ayant présenté de violentes douleurs

de la nuque, de la céphalée, avec température élevée, phénomènes qui traduisent une irritation méningée.

Toutes ces paralysies sont temporaires, et la guérison est survenue après quelques jours ou quelques
semaines. Pour nous, nous n'avons jamais observé
aucun fait de ce genre.

*Paralysies des membres inférieurs et des sphinc-
ters.* — Des paralysies partielles ou totales de un ou
des deux membres inférieurs surviennent parfois à
la suite de l'anesthésie lombaire, et souvent elles
sont accompagnées de troubles du côté des sphincters. Nous en avons réuni un certain nombre de cas,
dont nous donnons l'observation résumée.

Delbet. — 1er cas. — H..., 36 ans. Stov., 0,07. Crise épilep-
tiforme et état comateux le soir de l'opération. Conserve
paresse des membres inférieurs, de la vessie et du rectum pendant un an.

2e cas. — H..., 46 ans, alcoolique, suture de la rotule et
drainage sous 8 centig. de stovaïne. Vingt-quatre heures après,
parésie et anesthésie des membres inférieurs. Escharre sacrée.
Mort deux mois après. (Soc. chir., 1908).

Legueu. — 1er cas. — H..., 30 ans. Hernie, cure radicale.
Stovaïne, 0,07. Trois mois après, paraplégie incomplète qui

persiste six mois après, s'accompagnant d'incontinence d'urines et de prolapsus rectal. Malade marche comme un ataxique. Sensibilité diminuée dans les membres inférieurs.

2ᵉ cas. — H..., 66 ans. Hernie double. Stovaïne : o gr. 07. Après l'opération, céphalalgie, vomissements, incontinence vésicale et rectale, parésie des membres inférieurs. Cachexie. Mort au bout de six semaines. (Soc. Chir., 1908).

Dujarrier. — 1ᵉʳ cas. — H..., 36 ans. Deux interventions à un mois d'intervalle, avec 7, puis 10 cent. de stovaïne. Anesthésie en selle. Rétention, puis incontinence des urines et des fèces. Persistance de cet état au bout de 8 mois.

2ᵉ cas. — H..., 36 ans. Dose inconnue. Disurie. Douleurs dans les jambes, anesthésie, et un an après rétention d'urines et incontinence des matières. *(Journal Médical français, 1910).*

Demoulin. — Deux cas de parésie vésicale ayant persisté cinq et deux mois. (Stovaïne). (Soc. Chir., 1908).

Fürster. — Hystérique et morphinomane opérée pour appendicite. Tropacocaïne. Trois jours après, symptômes de méningite cérébro-spinale. Ponction lombaire ne donne pas de renseignements. Guérison cinq jours après. *(Brü. Beitöge. Bᵈ 46).*

König. — H..., 35 ans. Fracture de la rotule. Injection un peu rapide de 6 centig. de stovaïne. Sept jours après, para-

lysie des membres inférieurs et du rectum. Mort après trois
mois. A l'autopsie, méningite spinale. (Deut. Zeit f. Chir.,
1906.)

Trauteuroth. — F..., 39 ans. Accouchement. Forceps. Stovaïne. Adrénaline. Collapsus et le lendemain céphalée, raideur
de la nuque, et 14 jours après, névrite radiculaire avec paralysie. Guérison après 3 mois. (Deut. Med. Woch., 1906).

Bosse. — Prostatique. Stovaïne pour cathétérisme. Paraplégie des deux membres inférieurs. Régression de la paralysie d'un côté au quatrième jour. Persistance de l'autre côté.
Mort par pyélonéphrite au quatrième mois. (Deut. Med. Woch.,
1907).

Henking. — H..., 28 ans. Hernie inguinale. Novocaïne.
Etat comateux et paralysie des sphincters pendant soixante
heures. (Münch. Med. Woch., 1906).

Zroar (Australie). — H..., 39 ans. Stovaïne. Après l'intervention, rétention d'urine de quatre jours, puis incontinence
d'urine et des matières. Apparition d'une paraplégie spasmo-
dique, qui dura quelques semaines.

Walther. — H..., 21 ans. Ayant déjà une myélite. Deux
rachicocaïnisations dans l'espace de trois mois. Trois jours
après deuxième injection paralysie de la vessie et du rectum.
Guérison quatre mois après. (Soc. Chir., 1905).

Baudois. — H..., 57 ans. Infiltration d'urines. Deux centig. cocaïne. Au neuvième jour, paraplégie et incontinence des sphincters. Guérison après un mois. (Soc. Belge de Chir., 1903).

Guinard. — Paraplégie chez une femme neuf jours après l'intervention. Guérison après deux mois. (Cocaïne).

Dans la majorité de ces cas de paralysie, la guérison est survenue spontanément dans un temps plus ou moins long : au bout de cinq jours (cas de Fürster), au bout de deux mois (cas de Guinard), au bout de cinq mois (cas de Walther).

Parfois le malade ne s'est jamais complètement remis (cas de P. Delbet, de Dujarrier, de Legueu), ou bien la paralysie a été le point de départ de complications graves amenant la mort par infection vésicale et pyelonéphrite (Legueu et Bosse) ; par infection consécutive à une escharre sacrée (P. Delbet).

Il importe de rechercher la cause de ces accidents, et de savoir s'ils peuvent être évités. Ce problème est fort difficile à résoudre, car les faits sont trop souvent incomplètement rapportés, de sorte que bien peu de cas sont superposables.

Le médicament employé n'est pas toujours le même, et ces accidents sont survenus avec l'injection de cocaïne, de stovaïne, de tropococaïne et de novocaïne. Ce n'est donc pas uniquement une question de médicament.

Ce n'est pas non plus une simple question de doses, car on a vu ces accidents avec des doses faibles, et l'on emploie en moyenne des doses de 6 à 10 centigr.

Peut-être l'injection d'une solution très concentrée, sans mélange préalable, a-t-elle plus d'importance, le médicament impressionnant alors trop profondément le territoire nerveux le plus voisin du point d'injection. Cette hypothèse n'a qu'une valeur assez restreinte, si l'on se base sur les recherches anatomo-pathologiques de Klose et Vogt et de Spielmeyer. Pour ces auteurs, les lésions des cellules nerveuses dues à la stovaïne sont des lésions peu importantes et essentiellement « réparables ».

L'explication la plus simple et la plus fondée de ces paralysies nous paraît être la méningite spinale plus ou moins intense qui a suivi l'injection intra-arachnoïdienne. Dans les cas de Sonnenburg, d'Hildebrandt, etc., l'autopsie décela une méningite suppurée.

Dans le cas de König, il existait des fausses membranes dans tout le cul-de-sac dural. Entre ces cas et ceux où l'on a constaté une simple polynucléose dans le liquide céphalo-rachidien de ces paralytiques, on peut évidemment rencontrer tous les intermédiaires.

Nous croyons qu'il faut incriminer la méningite dans la genèse de ces accidents paralytiques. Celles-

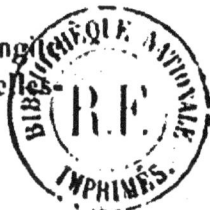

7

ci peuvent être apportées par l'opérateur ; il s'agit alors d'une faute de technique qui devra être évitée.

Des infections anciennes (syphilis, kobes, alcoolisme) pourront être réveillées par l'injection intradurémérienne. C'est alors une question de contre-indications.

Avantages et Inconvénients de la Méthode

Si l'on considère les inconvénients de l'anesthésie générale, tant pour le chirurgien que pour le malade, on comprendra pourquo' l'anesthésie médullaire a survécu, malgré sa condamnation du début, et n'a fait que se perfectionner jusqu'à nos jours. Nous pensons, en effet, que les dangers de la méthode par inhalation justifient l'étude et l'emploi d'un autre mode d'anesthésie.

Pour le malade, l'anesthésie générale comporte des inconvénients assez sérieux. C'est l'appréhension, la crainte de ne pas se réveiller, la sensation d'étouffement du début et la perte de connaissance progressive. Au réveil, c'est l'état nauséeux, les vomissements et le goût d'éther persistant souvent plusieurs jours.

Pour le chirurgien, les inconvénients sont encore plus importants. Combien ne voyons-nous pas de ces malades qui résistent, se débattent et qui, pendant

toute l'intervention, n'ont qu'une anesthésie insuffisante, et tandis que le chirurgien a besoin pour une
opération délicate d'une résolution complète du
patient, celui-ci, par des mouvements intempestifs,
vient gêner considérablement l'acte opératoire. C'est
dans les laparatomies surtout, que l'on voit cet
inconvénient, lorsque la malade vient à pousser,
chasser au dehors sa masse intestinale qu'on est
obligé de contenir avec des compresses, et ainsi l'intervention subit forcément un temps d'arrêt.

Insuffisante, l'anesthésie par inhalation est encore
dangereuse et présente de nombreuses contre-indications. Chez les cardiaques, l'anesthésie au chloroforme est particulièrement dangereuse, et l'on peut
voir survenir la syncope et la mort.

Ainsi, des malades justiciables d'une intervention
indispensable, devront être abandonnés. A la Société
de Chirurgie de Paris (1908), des chirurgiens ont
rapporté les observations de plusieurs malades chez
lesquels une première intervention avait dû être
interrompue en raison d'accidents graves dus au
chloroforme, et plus tard ces mêmes malades ont pu
être opérés grâce à la rachianesthésie.

Ces syncopes, souvent mortelles, surviennent aux
différentes phases de l'anesthésie. C'est la syncope
primitive ou laryngo-réflexe, la syncope secondaire
par paralysie bulbaire, et enfin la syncope par intoxication.

On dira que ces accidents sont peu fréquents avec
le chloroforme, et très rares avec l'éther. Les statistiques donnent un cas de mort sur deux ou trois

mille anesthésies au chloroforme, et un cas de mort
sur douze ou quinze mille anesthésies à l'éther. Mais
il faut bien considérer que ces statistiques comprennent
nent toutes les opérations importantes ou bénignes,
de longue ou de courte durée, et pour ces dernières
les dangers des diverses méthodes anesthésiques sont
réduits au minimum. Mais, surtout, il faut bien reconnaître
naître que la plupart des cas de mort ne sont pas
publiés, et quand un malade succombe sur la table
d'opération, on rend responsable son mauvais état
général et ses lésions organiques, plutôt que l'agent
anesthésique.

Souvent, il est vrai, ces syncopes ne sont pas
mortelles, et après la respiration artificielle et les
injections de caféine, d'éther et de sérum, on voit
revenir les malades, et il n'en reste pas moins vrai
que les malades se ressentent de ces alertes qui
auront gêné le chirurgien et qui diminueront la
résistance de l'opéré en augmentant le choc.

En outre, il ne faut pas oublier les complications
post-opératoires dues aux anesthésiques généraux.
A la suite des efforts de vomissements surviennent
des éventrations, des hémorragies secondaires. Les
phénomènes toxhémiques de l'anesthésie générale
sont bien connus. Ce sont les lésions du foie avec
ictère des lésions du rein, des phénomènes chémo-
lytiques, et l'on vient chez des infectés et des cachectiques apporter un nouvel agent d'intoxication. A
cette intoxication à craindre surtout dans les interventions de longue durée, lorsque l'on est obligé de
donner de fortes doses d'anesthésique, vient encore

s'ajouter cet état de choc dû, pour une bonne part, à cet anesthésique. Ce sont là, surtout, les méfaits du chloroforme, mais l'éther en est parfois la cause, et il est dangereux pour les malades atteints d'affections respiratoires. Il les expose à des complications pulmonaires graves, qui souvent entraînent la mort.

Le chirurgien est toujours exposé à perdre un de ses malades par une de ces complications de l'anesthésie générale, et la meilleure preuve de cette préoccupation, ce sont toutes les combinaisons d'anesthésiques, tous les nouveaux appareils de dosage destinés à donner plus de sûreté dans l'administration de ces agents dangereux.

Enfin, le chirurgien est responsable de cette anesthésie qui ne dépend pas de lui, et il lui faut un aide expérimenté, car cet aide joue un rôle capital.

Aussi s'expliquera-t-on l'enthousiasme que l'on marqua à la rachianesthésie à ses débuts, car on voyait en elle une anesthésie locale, mais une anesthésie locale suffisante, son essence même consistant dans une simple section physiologique des nerfs d'un territoire donné.

Pour le malade, la rachistovaïnisation présente de gros avantages. L'expérience montre qu'elle supprime les vomissements abondants et prolongés de l'anesthésie générale.

La phase pénible de l'établissement de l'anesthésie par inhalation n'existe plus ; on ne voit pas ce réveil pendant lequel les malades à demi conscients gesticulent, crient, vomissent, effrayant les autres malades.

Dans les opérations sur les membres inférieurs, on a une résolution musculaire parfaite, le malade conscient peut favoriser et même aider l'acte opératoire.

Le relâchement des sphincters, obtenu avec des doses très faibles, permet une dilatation complète, et jamais on n'a vu de syncopes mortelles comme cela se voit avec l'anesthésie générale au cours de cette petite intervention.

Mais c'est dans les laparotomies que l'anesthésie lombaire se montre avec tous ses avantages. Elle supprime la poussée abdominale et les mouvements péristaltiques de l'intestin, tandis que la paroi est en résolution complète.

La respiration superficielle et régulière est plus avantageuse que la respiration saccadée, bruyante, accompagnée d'efforts de toux, d'expectoration ou de vomissements de l'anesthésie générale.

La rachianesthésie supprime un aide, et c'est le chirurgien lui-même qui la pratique.

Après l'intervention, le principal avantage est l'absence de choc.

A la fin de l'intervention, les malades conscients répondent intelligemment aux questions qu'on leur pose. On est frappé lorsque l'on voit ces malades dans leur lit, aussi calmes que s'ils n'avaient subi aucune opération. Même après des opérations longues, telles que les Wertheim, ils sont tranquilles, causent, manifestent leur satisfaction. Aussi on comprendra aisément les avantages de cette absence de choc, c'est-à-dire le rétablissement plus prompt des opérés. Ils peuvent s'alimenter la veille et le jour de l'opération, ils reprennent cette alimentation au bout de deux ou trois jours.

Grâce à la rachianesthésie, la mortalité post opératoire des Wertheim est tombée, dans les statistiques de plusieurs chirurgiens, de 18 à 10 p. 100. (Société de Chirurgie de Berlin, 1909).

L'anesthésie médullaire permet d'éviter les complications pulmonaires post-opératoires qui chargent de plus ou moins de cas de mort les statistiques des opérations sur l'abdomen.

L'anesthésie médullaire, enfin, vit des contre-indications de l'anesthésie générale, et c'est à elle que, d'après l'opinion générale, on doit recourir lorsque les autres méthodes sont impossibles.

En dehors des accidents qui peuvent survenir à la suite de l'anesthésie lombaire, on fait, en général, deux autres reproches à la méthode : c'est la conservation de l'état conscient et le nombre assez important des échecs d'analgésie.

L'état conscient peut être un avantage pour le malade lorsqu'il s'agit de petites interventions. Il n'en est pas de même dans les opérations de longue durée, car il n'est pas agréable pour le malade de se voir opérer. Ce reproche est moins valable depuis qu'on associe à l'anesthésie médullaire la scopolamine morphine préalable. Les malades sont inconscients, ils perdent la notion du temps et souvent ils dorment d'un sommeil profond.

Il importe plus d'envisager la conservation de l'état conscient comme avantage ou inconvénient pour le chirurgien. Le professeur Pollosson pense que la rachianesthésie est avantageuse dans les opérations régulières. Mais dans le cours des opérations où l'on peut avoir à discuter la conduite à tenir, dans lesquelles on peut être conduit à abandonner l'intervention pour se contenter de quelque chose d'explorateur ou de palliatif, le chirurgien a plus d'avantages à employer l'anesthésie générale.

La question des insuccès est plus importante. Il arrive que l'analgésie ne se produit pas, et au moment d'opérer on est obligé d'avoir recours à l'anesthésie générale. La fréquence de ces insuccès varie de 3 à 4 pour 100 jusqu'à 12 et 15 pour 100.

Mais il faut distinguer les échecs absolus, ceux où aucune analgésie ne se produit et ceux dans lesquels l'anesthésie est insuffisante en hauteur ou en durée.

Les échecs vrais comprennent un certain nombre de cas où il ne s'agit que d'un simple retard dans l'établissement de l'analgésie, et dans ces conditions ce n'est pas un échec. On signale des cas où l'analgésie ne se produit que 8, 10, 12 minutes après l'injection. Nous avons, dans notre statistique, plusieurs faits de ce genre. On commence à opérer 5 minutes après l'injection, parfois on est obligé d'attendre 6 ou 7 minutes. Dans un cas, après 8 minutes, l'analgésie n'était pas établie, et cependant l'opération fut possible, l'analgésie s'étant enfin constituée d'une façon normale.

En dehors de ces cas, on a des échecs véritables, imputables en partie à une faute de technique.

Parfois, le biseau de l'aiguille peut se trouver à cheval sur la dure-mère et une partie du liquide injecté ne pénètre pas dans le sac lombaire. Beaucoup d'auteurs considèrent comme critérium d'une bonne ponction l'écoulement à jet du liquide céphalo-rachidien. Si l'on a un écoulement à jet ou à gouttes rapides, on aurait une bonne analgésie, et dans l'écoulement à gouttes espacées, l'analgésie serait imparfaite. En réalité, si nous avons toujours eu de bonnes analgésies lorsque l'écoulement était parfait, nous en avons eu également d'excellentes dans des ponctions à écoulement très lent.

Cet écoulement à gouttes rares peut, en effet, tenir à une pénétration incomplète du biseau dans le sac lombaire, à une obturation par un nerf de la queue de cheval, et on aura alors une mauvaise analgésie ; mais nous croyons qu'il peut provenir d'une diminution de pression du liquide céphalo-rachidien et, dans ce cas, on aura une bonne diffusion et une bonne analgésie.

Ces insuccès, dus à une faute de technique, n'en restent pas moins fréquents. Nous possédons une observation d'une malade qui ne présenta aucune analgésie après une première rachistovaïnisation et on lui donna du chloroforme. Quarante-huit heures après on fut obligé d'intervenir de nouveau, et on lui fit une seconde rachistovaïnisation qui, cette fois, fut excellente. Les faits de ce genre sont assez fréquents et ne s'expliquent que par un défaut dans la technique.

Dans les laparotomies gynécologiques, l'on a besoin

d'une analgésie atteignant l'ombilic, et l'on n'aura
jamais d'insuccès de hauteur, si l'on a fait une dose,
un mélange et une inclinaison suffisants.

Dans notre statistique, nous comptons sept de ces
insuccès complets. On fut obligé, après la rachistovaïnisation, de faire l'anesthésie générale au chloroforme. Remarquons que dans ces cas, on ne fut
jamais obligé de donner plus de 12 grammes de
chloroforme, même dans de longues opérations.

Chez une de nos malades, la ponction fut difficile. Il se produisit un écoulement de sang. L'injection fut cependant faite avec 7 centigrammes de
stovaïne dans 5 c. c. de mélange. L'anesthésie
n'apparut pas et l'on fut obligé de donner de l'éther
et du chloroforme.

Nous avons relaté un certain nombre de cas
analogues et d'autres où, malgré l'écoulement san-
guin, on obtint une bonne anesthésie. Lorsque cet
écoulement de sang apparaît, il vaudrait peut-être
mieux faire une seconde ponction en un autre
point.

Les insuccès de durée ne sont pas, à proprement
parler, des échecs véritables, puisque l'on aura eu
une excellente analgésie pendant une heure et plus,
et que l'on n'aura donné que quelques gouttes de chloroforme au moment des sutures, de façon à obtenir
une simple obnubilation du patient. Nous avons eu
douze cas de ce genre, et l'on donna de quelques
gouttes à 2 grammes au maximum de chloroforme.
Il faut se rappeler que l'analgésie stovaïnique dure
en moyenne 3/4 d'heure à 1 heure pour une dose

moyenne de 6 centigrammes. Or, la dose est le principal facteur de la durée, et les gynécologues, dans les laparotomies qui doivent dépasser 1 heure, injectent jusqu'à 10 centigrammes de stovaïne (Krönig, A. Pollosson). En Allemagne, on associe l'adrenaline à la stovaïne, de façon à augmenter la durée de l'analgésie (Bier, Dönitz, etc.).

Enfin, il est des insuccès qui ne peuvent être expliqués que par un défaut d'action du médicament. Dans deux cas (119, 120), nous pensons que la stovaïne doit être incriminée. Cela provenait apparemment d'une faute dans la préparation et la stérilisation de la solution.

Indications

Que faut-il conclure au point de vue de la valeur de cette méthode?

Pour les uns, la rachianesthésie est condamnée de par son principe, de par son mode d'action.

MM. Reclus et Segond disent qu'ils ont trop de respect pour la moelle de leurs semblables pour ne jamais y injecter une substance toxique.

On doit, en effet, reconnaître que l'on joue un peu avec le danger en injectant dans les espaces sous-arachnoïdiens un médicament qui agit fatalement plus ou moins sur le bulbe, sur les centres vitaux.

Cependant, malgré les dangers que la théorie nous met devant les yeux, les faits sont venus démontrer qu'il y avait moyen, avec certaines précautions, d'utiliser la puissance analgésique de la méthode.

A Paris, MM. Tuffier et Chaput sont restés fidèles à la rachianesthésie, et sur des milliers de cas n'ont jamais eu d'accidents graves. En Allemagne, la faveur

pour cette méthode est considérable et va en crois-
sant. Nous avons pu réunir plus de 30,000 cas de
rachianesthésie.

Aussi nous croyons que cette méthode demeurera
et trouvera des indications qu'il est bon de préciser.

Nous ne parlerons pas des indications de la rachistovaïnisation dans les laparotomies sus ombilicales,
les interventions sur le thorax, les membres supérieurs et les membres inférieurs dont nous n'avons
pas l'expérience.

Dans les interventions sur l'abdomen, le pli de
l'aine, les organes génitaux externes, la rachistovaïnisation est particulièrement indiquée, et semble
donner d'excellents résultats.

Les personnes âgées supportent admirablement
ce mode d'anesthésie, qui chez elles est plus parfait
que chez les sujets jeunes. Chez ces derniers, l'anesthésie rachidienne est cependant satisfaisante.

Suivant la nature de l'affection pour laquelle on
intervient, le choix d'un anesthésique est souvent
fort délicat.

Ainsi dans les occlusions intestinales, les hernies
étranglées, tout anesthésique est dangereux, et le
seul mode indiqué serait l'anesthésie locale.

Il semble que l'anesthésie médullaire se rapproche
beaucoup plus comme innocuité de l'anesthésie locale, à condition d'employer de faibles doses, que
l'anesthésie générale à l'éther ou au chloroforme.

Dans les interventions sur des malades septicémiques ou dans les tuberculoses en évolution on doit éviter l'anesthésie médullaire.

Suivant l'état des principales fonctions organiques, les indications et les contre-indications de l'anesthésie rachidienne doivent être mises en parallèle avec celles de l'anesthésie générale.

Chez les cardiaques, le chloroforme est formellement contre-indiqué, et la rachianesthésie peut entrer en ligne de compte avec l'éther.

Chez les pulmonaires, tuberculeux, emphysémateux, l'anesthésie médullaire apparaît comme le moyen le plus propre pour éviter les complications post-opératoires.

Chez les hépatiques, diabétiques, albuminuriques, le chloroforme est très nocif. L'anesthésie rachidienne ne présente pas d'inconvénient sérieux.

Chez les malades à dyspnée d'origine mécanique, empyèmes, pleurésies, hydrothorax, tous les anesthésiques sont dangereux et plus particulièrement l'anesthésie médullaire. Seule l'anesthésie locale est indiquée.

Chez les artério-scléreux la rachianesthésie ne devra pas être employée.

De même chez les syphilitiques, tabétiques, les malades ayant un passé suspect de lésion cérébro-spinale, l'anesthésie rachidienne doit être rejetée.

Chez les femmes enceintes, la stovaïne est contre-indiquée du fait de son pouvoir ocytocique dans les cas où l'on aurait à craindre un avortement ou un accouchement prématuré.

Dans les opérations sous-ombilicales, il faut distinguer les petites et les grandes interventions. Dans les premières la rachianesthésie, faite alors avec des doses faibles, est une méthode de choix bien supérieure à l'anesthésie générale au chloroforme et entre en parallèle avec l'éther. Dans les opérations de longue durée, où l'on est obligé de donner de grandes quantités d'éther ou de chloroforme, la rachianesthésie est indiquée comme étant la méthode qui donne le moins de choc et expose le moins aux complications post-opératoires.

———

CONCLUSIONS

1° L'anesthésie rachidienne présente un certain nombre d'avantages sur l'anesthésie générale dans les opérations gynécologiques et surtout dans les laparatomies. Ces interventions assez similaires et comparables entre elles permettent d'ailleurs d'apprécier mieux les résultats de la méthode.

2° Les avantages de la rachianesthésie sont :

a) La résolution musculaire parfaite ;

b) L'absence de pression intra-abdominale résultant de cette résolution ;

c) La suppression des vomissements pendant l'opération ;

d) La diminution du choc opératoire ;

e) La suppression des vomissements consécutifs à l'anesthésie ;

f) La suppression de l'action irritante des anesthésiques généraux sur les bronches, et de ce fait, la diminution des complications pulmonaires post-opératoires ;

g) La possibilité de donner plus rapidement aux malades boissons et alimentation.

3° Il est vrai qu'à l'heure actuelle la mortalité par

8

anesthésie rachidienne est supérieure à celle par anesthésie générale.

Mais nous pensons que cette mortalité tient à ce que :

a) Les contre-indications sont insuffisamment précisées ;

b) Les détails de technique sont très variables suivant les chirurgiens qui ont utilisé la méthode ;

c) On a utilisé des produits anesthésiques différents et il ne serait pas exact de mettre sur le compte de la stovaïne, par exemple, les accidents dus à la cocaïne.

4° Nous avons utilisé et nous préconisons l'association de la scapolamine-morphine en injection sous-cutanée à la rachianesthésie. On obtient, de cette façon, une diminution de l'état de conscience, de demi-sommeil, et les malades restent généralement indifférentes à leur opération.

Beaucoup d'entre elles, dans des conditions que nous ne savons pas absolument préciser, dorment même d'un sommeil complet comme si elles étaient soumises à une anesthésie générale.

5° La hauteur de la zone anesthésiée nous semble influencée surtout par la quantité de liquide céphalo-rachidien avec laquelle on mélange préalablement le médicament injecté.

Elle est influencée aussi par le degré de l'inclinaison donné au plan du lit immédiatement après l'injection.

6° La durée de l'anesthésie nous paraît influencée

surtout par la dose de l'anesthésique injecté. Pour une opération dont la durée moyenne est de une heure, nous utilisons des doses de 7 à 8 centigrammes.

7° L'inclinaison en position élevée du bassin établie de suite après l'injection fait non seulement monter le niveau de la zone anesthésiée, mais impressionne certainement les centres bulbaires (pâleur et ralentissement du pouls) et même les centres cérébraux en favorisant le sommeil.

Cette influence sur le bulbe nous paraît constituer le principal danger des anesthésies rachidiennes et la cause de certains cas de mort.

Aussi faut-il éviter les inclinaisons immédiates ou les limiter à un angle de 20° environ avec l'horizontale.

8° Ces grands dangers résultant de l'inclinaison immédiate disparaissent après un certain délai, 20 à 25 minutes après l'injection. A ce moment, les inclinaisons prononcées ne semblent plus influencer notablement le bulbe.

Ce point nous paraît très important, puisqu'il permet l'utilisation sans danger d'une inclinaison forte, nécessaire dans certaines opérations. Ce point n'avait pas été mis précédemment en évidence.

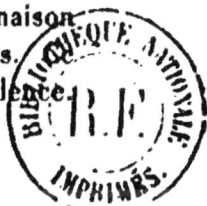

INDEX BIBLIOGRAPHIQUE

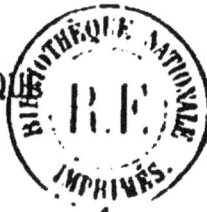

ABADIE (d'Oran). — Contribution à l'étude de la rachianalgésie. *Province médicale*, 1900.

ALBARRAN. — Rachistovaïnisation en chirurgie urinaire. XII⁰ session de l'Assoc. franç. d'urologie. Paris, 1900.

ALESSANDRI (de Rome). — Rachistovaïnisation. Congrès de chirurgie de Paris, 1906.

Rachistovaïnisation. Statistique. Congrès de Bruxelles, 1908.

AUDBERT A. — La rachistovaïnisation en obstétrique. Thèse Paris, 1906.

BARKER (A. E.) — Expériences cliniques d'anesthésie spinale. *British Med. Journ.*, 1907.

Deuxième et troisième rapport sur les expériences de clinique faites avec l'analgésie lombaire. *British. Méd. Journ.*, mars et août 1908.

BECKER. — Operationen mit Ruckenmarksanästhésie. *Münch. méd. Woch.*, 1906.

BIER. — Ueber den jetzigen Stand der. Ruckenmarksanaesthésie. 31⁰ congrès de Chirurgie allemande, 1905.

Rachistovaïnisation. 38⁰ congrès de Chirurgie allemande, 1900.

BILLON F. — Sur un médicament nouveau. Le chlorydrate d'amyléine. Ac. de Méd. Paris, 29 mars 1901.

BORSZEKI (de Budapest). — Rachistovaïnisation. Statistique. *Beitrage sur Klin. Chirurg.*, 1900.

BUSSE (Munich). — Rachianesthésie et scopolanine morphine dans les opérations gynécologiques. *Munch. méd. Woch.*, 1906.

CHAPUT. — La stovaïne, anesthésique local. Valeur de la stovaïne comparée à la cocaïne. Soc. de Biologie, 12 mai 1904.

L'anesthésie médullaire à la stovaïne. Soc. Chir. Paris, 1904.

L'anesthésie rachidienne à la stovaïne. Paris. *Achives de Thérapeutique*, 15 novembre 1904 et 1er avril 1905.

De l'anesthésie totale au moyen de la rachistovaïnisation. *Presse médicale*, 20 novembre 1907.

La rachistovaïnisation. *Bulletin* et *Mémoires de la Société de Chirurgie* de 1908.

Technique de la rachistovaïnisation. *Presse médicale*, 1er février 1908.

G. CHIENE. — L'emploi de la stovaïne comme anesthésique spinal local. Edimbourg. *Scottish. méd. and surg journ.*, 1905.

COLOMBANI. — Sur l'anesthésie lombaire. Congrès de Buda-Pesth, 1906.

CZERMAK. — Nouvelles observations démontrant l'innocuité de la rachistovaïnisation pour les reins. *Zentralb. f. Chirurg.*, 15 février 1906.

CZERNY. — 34e Congrès de la Société Allemande de Chirurgie, 1905.

DEAN (H. P.) — De l'importance de l'anesthésie lombaire dans les affections aiguës de l'abdomen. *London British. Médical Journal*, 1906.

DEETZ E. — Erfahrungen ueber 300 Rückenmarksanaesthesien mit demonstrationen. *Münch. médis Woch.*, 1906.

DOLÉRIS et CHARTIER. — La rachistovaïnisation en gynécologie. Paris. *La Gynécologie*, février 1905.

DÖNITZ (de Bonn). — Tehnik Wirkung u. specielle Indication der Ruckenmarksanästhesie. *Arch. f. Klinisch Chir.*, 1906.

Wie vermeidet man Misserfolge bei der Lumbalanästhesie. *Munch. méd. Woch.*, 1906.

FOURNEAU C. — Un nouvel anesthésique local. La stovaïne. Paris, *Journal de Pharmacie et de Chimie*, 1904.

GAUDIER. — De la rachistovaïnisation chez les enfants. Société de Chirurgie de Paris, 16 janvier 1907.

GERUNDO G. — Etat actuel de l'anesthésie médullaire. Suppl. de la *Biologie médicale*, avril 1908.

GRIMOUD et BAUDET (Toulouse). — Rachistovaïnisation. Notes anatomiques et cliniques. *Province méd.*, 1907.

GUINARD. — Accidents consécutifs à la rachistovaïnisation. XIVᵉ Congrès de l'Association française de Chirurgie. Paris, 1901.

HILDEBRANDT. — Die Lumbalanästhésie. Berliner. *Klinisch. Woch.*, 1905.

JONNESCO. — Rachianesthésie générale. Académie de Médecine, Paris, 1900.

Rachianesthésie à la stovaïne et strychnine. Congrès international de chirurgie, 1908.

KADER (de Cracovie). — 1900 cas de rachistovaïnisation. 38ᵉ Congrès de la Société allemande de Chirurgie. Berlin, 1909.

KENDIRDJY. — Etat actuel de la rachistovaïnisation. *Presse Médicale*, 8 mai 1907.

L'anesthésie chirurgicale par la stovaïne. Masson et Cⁱᵉ, édit., Paris, 1906.

KROENIG (M.) — Deux cents cas de narcose mixte par combinaison de la scopolamine morphine avec la rachistovaïnisation. *Deut. méd. Woch.*, Berlin, 1906.

KROENIG et GAUSS. — Observations anatomiques et physiologiques au cours d'un premier millier de rachianesthésies. *Münch. méd. Woch.*, 1907.

KÜMMEL (Hambourg). — Anesthésie lombaire à la stovaïne. *Deut. méd. Woch.*, 1906.

LAUNOY et BILLON. — Sur la toxicité du chlorydrate d'amyléine. Paris, Académie des Sciences, 15 mai 1901.

LEGUEU. — Rachistovaïnisation. Statistique. Société de chirurgie de Paris, 1908, et Congrès de Bruxelles, 1908.

MERCIER (O. F.) — L'anesthésie chirurgicale par la stovaïne. Montréal, l'*Union médicale du Canada*, 1ᵉʳ mai 1906.

MUNCHMEYER (O.). — Etude critique de plus d'un millier de

rachianesthésies par la stovaine. *Beitrage sur Klinise*. *Chirurg.*, 1908.

PAUCHET (Amiens). — La chirurgie rurale. Rachistovainisation. *La Clinique*, 1905.

Rachianesthésie en chirurgie urinaire. *Revue des organes génitaux urinaires*, janvier 1908.

PENKERT (Fribourg en Brisgau). — L'anesthésie lombaire et la scopolamine morphine. *Münch méd. Woch.*, 1901.

POUCHET et CHEVALIER. — Etude pharmaco-dynamique de la stovaine. Paris, Académie de Médecine, 12 juillet 1901.

POULIQUEN. — La rachistovaïnisation. Thèse de Paris, 1905.

PRINGLE. — Notes of an experience of stovaine as a spinal analgésie in 100 cases. *Brittisch. Méd. Journ.*, 6 july 1907.

PROPING. — Mécanique du liq. céph. rachidien et ses applications à l'anesthésie rachidienne. *Mitteil aus Grenzgebieten der Méd. et Chirurg.*, 1908.

RABOURDIN A. — Topographie des altérations sensitives dans la rachistovaïnisation. Thèse Paris, 1905.

RAVAUT et AUBOURG. — Liquide céphalo-rachidien après la rachicoraïnisation. Société de Biologie. Paris, 15 juin 1901.

REHN. — Rapport sur l'anesthésie lombaire, au Congrès de Bruxelles, 1908.

REFLES. — La stovaine. *Presse Médicale*, 3 janvier 1906.

La méthode de Bier. Académie de Médecine. Paris, 1901.

RENTON. — Quelques faits concernant l'anesthésie lombaire. *The Lancet*, 5 septembre 1908.

SELLHEIM (de Tubingen). — Résultats post-opératoires de l'anesthésie lombaire. *Gynac. Rundschau*, 1910.

SOCIÉTÉ DE CHIRURGIE DE PARIS. — Discussion sur la rachistovaïnisation. Statistiques. Séances du 1 mars, du 8 avril, des 6 et 13 mai 1908.

SICARD. — Les injections sous-arachnoïdiennes et le liquide céphalo-rachidien. Thèse Paris, 1900.

SONNENBURG (E.) — Rückenmarksanästhesie mittels stovaine. *Deut. méd. Woch.* Berlin, 1905.

Tuffier. — Analgésie par injection de cocaïne sous l'arachnoïde lombaire. Société de Biologie. Paris, 1820.

Technique et résultats de la rachicocaïnisation. Société Médicale, 1900.

Expériences sur l'injection sous-arachnoïdienne de cocaïne. Société de Biologie, 1901.

Die Rückenmarksanästhésie mit stovaine. *Wiener Klin thérap. Woch.*, 1905.

Vallas (Lyon). — Rapport sur l'anesthésie générale. Congrès de Bruxelles, 1908.

Wiener. — A propos de 100 cas d'analgésie intra-rachidienne. Société Belge de Chirurgie, 1907.

TABLE DES MATIÈRES

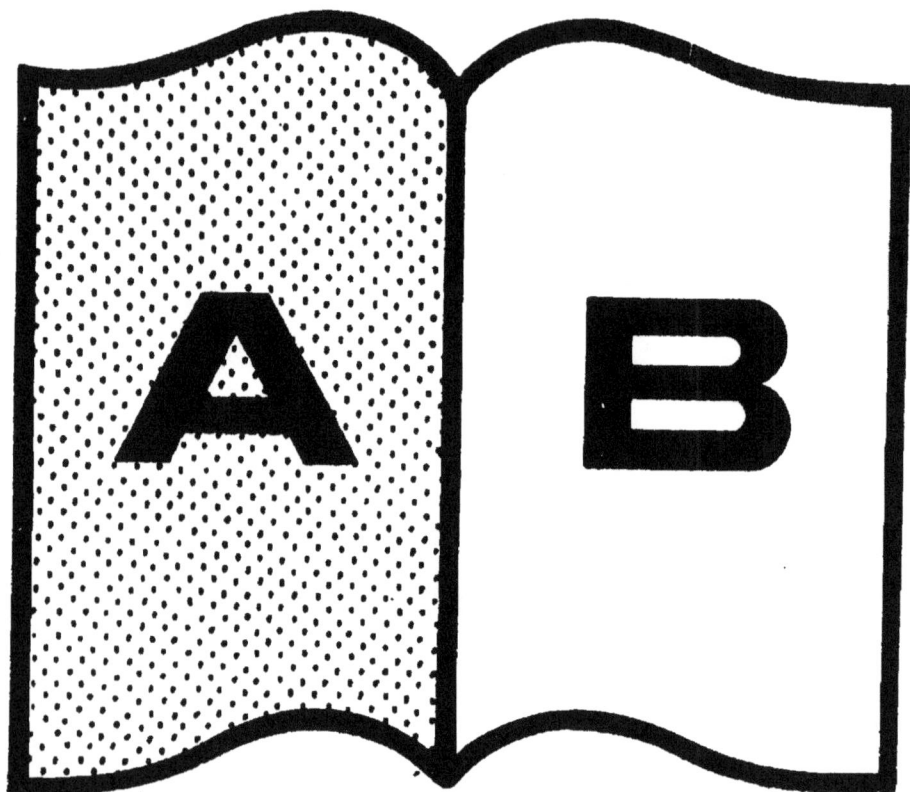

Contraste insuffisant

NF Z 43-120-14

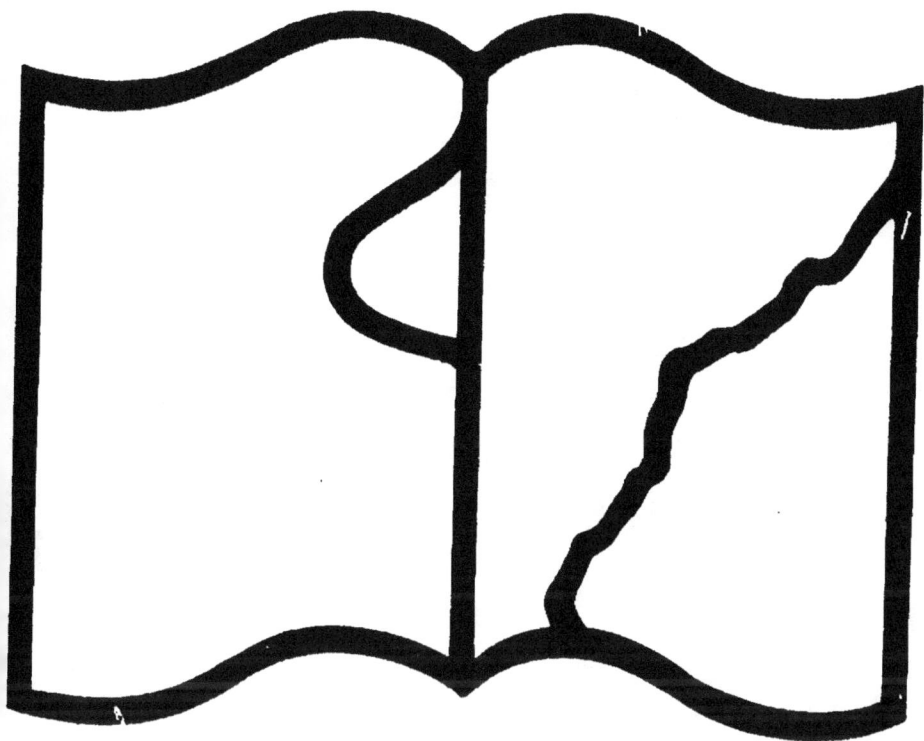

Texte détérioré — reliure défectueuse

NF Z 43-120-11

www.ingramcontent.com/pod-product-compliance
Lightning Source LLC
Chambersburg PA
CBHW071154200326
41519CB00018B/5219